SOIGNER L'HYPERTENSION

Adaptation pour l'édition canadienne:
  Marie-Josée Caron, MD
Illustrations: Jean-Luc Guérin
Infographie: Johanne Lemay

DISTRIBUTEUR EXCLUSIF:

• Pour le Canada et les États-Unis:
  MESSAGERIES ADP*
  2315, rue de la Province, Longueuil, Québec J4G 1G4
  Tél.: 450 640-1237
  Télécopieur: 450 674-6237
  * filiale du Groupe Sogides inc.,
    filiale du Groupe Livre Quebecor Media inc.

Catalogage avant publication de Bibliothèque et
Archives nationales du Québec et Bibliothèque et
Archives Canada

Schnebert, Bruno
  Soigner l'hypertension

  (La santé en questions)

  1. Hypertension artérielle - Traitement. I. Titre.

RC685.H8S36 2008   616.1'3206   C2008-940330-4

Pour en savoir davantage sur nos publications,
visitez notre site: www.edhomme.com
Autres sites à visiter: www.edjour.com
www.edtypo.com • www.edvlb.com
www.edhexagone.com • www.edutilis.com

03-08

L'ouvrage original a été publié
par Fleurus, Paris, 2007

Édition canadienne:
© 2008, Les Éditions de l'Homme,
division du Groupe Sogides inc.,
filiale du Groupe Livre Quebecor Media inc.
(Montréal, Québec)

Tous droits réservés

Dépôt légal: 2008
Bibliothèque et Archives nationales du Québec

ISBN 978-2-7619-2514-3

Gouvernement du Québec – Programme de crédit
d'impôt pour l'édition de livres – Gestion SODEC –
www.sodec.gouv.qc.ca

L'Éditeur bénéficie du soutien de la Société de développement des entreprises culturelles du Québec
pour son programme d'édition.

 Le Conseil des Arts du Canada
The Canada Council for the Arts

Nous remercions le Conseil des Arts du Canada de
l'aide accordée à notre programme de publication.

Nous reconnaissons l'aide financière du gouvernement du Canada par l'entremise du Programme
d'aide au développement de l'industrie de l'édition
(PADIÉ) pour nos activités d'édition.

LA SANTÉ
EN QUESTIONS

Une collection dirigée par
MARTIN WINCKLER

SOIGNER L'HYPERTENSION

Dr Bruno Schnebert

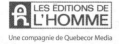
LES ÉDITIONS DE
L'HOMME

Une compagnie de Quebecor Media

Remerciements de l'auteur...

Sylvianne (Fieffé), Sarah, Simon et Ben Schnebert, Lucienne et Tommy Schnebert, Muriel, Yoram, Victor et Ester Landau, Dominique, Jean-Michel, Pauline et Yves Sautrot, Lysiane, Titi, Arnaud, Daniela, Julien (et Muriel) Fieffé, Gioi et Jacques Fieffé, Jovana, Pierre, Juliette, Antoine et Anna Gobin, Pascale, Marc, Martin, Léo, Olivier, Paul, Mélanie, Thomas Zaffran, Pierre et JB, Bénédicte Blanchard-Lemoine, Xavier Halna du Fretay, Jean (et Raphaël) Viossat, José et Isabelle Allal, Claude Vaislic, Mostapha Saadi, les amis de l'AFI-Cardio et de l'association Cœur France-Maurice (qui se demandaient ce que je pouvais bien écrire sur mon portable devant les cocotiers), Gaëlle Barrande, Uwe, Lily, Maya et Chloé Diegel, Martine et Pascal Baudry, Éric Deguil, Franck Ridacker et Kinou, Arnaud Hery, Antoine de Froberville, Brice Ferré (et donc John Mayer), Mireille, Gilbert et Arthur Tougnon, Hélène Oswald (et ses précieux encouragements au polar), Bénédicte Bortoli (que de pression dans les bars!) et Nicolas Ragonneau (une dernière histoire?).

« When I get older, losing my hair,
many years from now. »

PAUL MCCARTNEY

À mon hypertendu préféré,
À mes patients préférés – les hypertendus et
les autres

À, bien sûr, mes « hypertensiologues » préférés :
Joël Ménard,
Jacques Julien,
Guillaume Bobrie,
Michel Azizi,
Uwe Diegel,
Nicolas Postel-Vinay,
Gilles Chatellier,
Béatrice Fiquet,
Alain Tugayé,
Magali Cocaul,
Christiane Battaglia,
Cécile du Temple,
Pierre-François Plouin,
Jean-Michel Halimi
Pierre Corvol

Et à Marc.

Pourquoi ce livre ?

J'ai commencé à m'intéresser à l'hypertension artérielle (HTA) lorsque, devant le énième patient qui venait me consulter parce que son médecin lui avait trouvé 160/90, je n'ai pu m'empêcher d'avoir envie de soupirer ou de lever les yeux au ciel ! Comme cela arrivait pour plus de la moitié des patients que je voyais chaque jour, j'ai consulté les chiffres épidémiologiques de cette affection et j'ai compris que cela n'était pas près de s'arrêter.

De plus, ayant eu la chance de faire mes études dans un centre hospitalo-universitaire où plusieurs services d'hospitalisation se consacraient entièrement à l'hypertension, j'ai croisé beaucoup de médecins, et en particulier un spécialiste, dont l'intelligence n'avait d'égale que sa gentillesse lorsqu'il expliquait – même aux plus jeunes étudiants – les subtilités de sa spécialité.

À l'époque, entièrement absorbé par la préparation du concours de l'internat des hôpitaux, je n'avais pas réellement prêté attention au contenu de son discours, mais j'en ai retenu la forme.

Or, pendant la dizaine d'années que durent les études de médecine, l'enseignement de l'hypertension artérielle ne représentait alors que trois heures de cours : elle justifie pourtant près de 15 % des consultations en médecine générale et vraisemblablement deux fois plus en cardiologie. Je n'avais pas conscience de ce paradoxe, passé sous silence par des enseignants qui préfèrent enseigner aux étudiants un catalogue de maladies rares plutôt que le soin à délivrer quotidiennement aux patients !

Un jour, alors que je n'en pouvais plus de prescrire des médica-ments pour faire « baisser des chiffres », je me suis souvenu de ce spécialiste et de son équipe. Je les ai contactés, ils m'ont accueilli chaleureusement dans leur service et j'y ai travaillé pendant quelques années.

J'ai alors compris que, si je voulais aborder correctement la prise en charge de l'hypertension artérielle, il fallait dépasser la simple question des chiffres, qui semblent réservés au cardiologue, et s'intéresser aussi aux reins, aux glandes endocrines, à la médecine interne, au risque cardiovasculaire global qui peut peser sur un patient. En un sens, la présence d'un simple cardiologue dans un service spécialisé dans l'hypertension semblait presque incongrue !

Pour avoir pris énormément de plaisir à travailler aux côtés de ces praticiens, j'essaie aujourd'hui de communiquer leur enthousiasme à des patients interloqués, souvent inquiets, voire abattus, à l'idée de devoir prendre un traitement toute leur vie contre une affection qui ne les fait même pas souffrir.

Les pages qui suivent reprennent les informations et les explications sur l'hypertension que je donne quotidiennement aux patients qui viennent me consulter. Elles aideront le lecteur à trouver les réponses aux questions qu'il n'a pas (encore) osé poser à son médecin, ou auxquelles (je n'ose le penser, mais sait-on jamais ?) il n'a pas obtenu de réponse...

J'espère vivement que ce petit livre pourra dans le futur être complété au fur et à mesure des progrès médicaux et au gré des questions nouvelles que vous vous posez.

QU'EST-CE QUE C'EST... ?

1 > QU'EST-CE QUE L'HYPERTENSION ?

Commençons tout de suite par ce que je dis au patient qui entre dans mon cabinet et qui lui donne un air très soulagé...: *L'hypertension n'est pas une maladie!* L'hypertension est une **élévation de la pression dans les artères.** Cette élévation de la pression est le plus souvent liée à des facteurs génétiques qui s'expriment à partir de l'âge de 50 à 60 ans.

À de rares exceptions près – lorsque l'hypertension est l'expression d'une maladie rénale ou endocrinienne, par exemple –, elle n'est donc pas une « maladie », mais un **facteur de risque cardiovasculaire.** Cela signifie que, lorsqu'on a une hypertension, on court plus de risques de développer une maladie cardiovasculaire : ce ne sera pas dans l'immédiat, quand l'hypertension vient d'être découverte, mais au bout de plusieurs années, voire après plusieurs dizaines d'années d'évolution.

> L'hypertension est une élévation de la pression dans les artères.

Il en va de la pression artérielle comme de la taille ou du poids. Elle peut être petite, moyenne ou grande. Les personnes de très grande taille doivent se baisser pour ne pas se cogner aux portes. Pour la pression artérielle (souvent appelée «tension»), il en est de même. Si le patient hypertendu (dont la pression artérielle est élevée) ne veut pas souffrir d'un accident cardiovasculaire, *il doit prendre un traitement pendant toute sa vie, pour faire* baisser *sa tension.* En prenant un traitement qui ramène ses chiffres de pression artérielle au niveau des chiffres moyens observés dans la population générale, le patient réduit son risque cardiovasculaire à celui observé globalement dans cette population.

Il faut toutefois savoir que l'hypertension artérielle n'est pas le seul facteur de risque de maladie cardiovasculaire. Quand plusieurs facteurs coexistent chez le même patient, il faut tous les traiter afin de réduire le plus possible le risque cardiovasculaire.

Les autres **principaux facteurs de risque** – le **tabagisme**, l'**hypercholestérolémie**, le **diabète**, suivis de l'**obésité**, de la **sédentarité**, du **stress** et d'autres variables non modifiables, telles que l'**hérédité cardiovasculaire**, l'**âge** et le **sexe** – ont des répercussions à peu près équivalentes.

ET LA «TENSION», QU'EST-CE QUE C'EST?

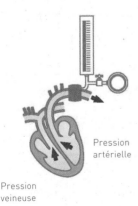

Pression artérielle

Pression veineuse

Pour un patient, la difficulté à comprendre ce qu'est l'hypertension commence avec la confusion concernant la terminologie. La tension, tout le monde sait ce que c'est! Quand on est énervé et qu'on se sent bouillir, prêt à exploser, on a «de la tension»! Mais même si l'usage avait retenu le mot juste (pression et non tension) pour désigner cette affection, l'ambiguïté n'aurait pas pour autant été levée. Tout patient sait aussi comment il se sent quand on lui «met la pression»!

L'hypertension artérielle est probablement la pathologie qui génère le plus d'idées reçues puisque sa dénomination même pose un problème de sens : le médecin parle d'une chose, le patient en entend une autre. Précisons donc de quoi nous parlons.

La « tension artérielle » est la pression qui règne à l'intérieur des artères

Une pression est une force exercée sur une surface donnée (c'est la définition que j'ai trouvée dans le dictionnaire encyclopédique de mes enfants). Donc, la pression artérielle est la force exercée par le sang sur la paroi des artères. Elle varie en fonction de plusieurs facteurs :

- la **paroi des artères,** véritable tissu vivant, qui produit des substances qui participent au maintien de la pression (on ne peut pas réduire les vaisseaux sanguins à de simples tuyaux, et l'exercice de la cardiologie à celui de la plomberie, métier par ailleurs tout à fait respectable) ;
- le **cœur,** qui éjecte le sang sous pression dans l'aorte (principale artère de l'organisme) ;
- des **hormones produites par le rein** et les **glandes surrénales** ;
- le **cerveau** lui-même, qui possède des centres de régulation de la pression artérielle, et le **système nerveux autonome,** partie du système nerveux qui agit de manière automatique, sans le contrôle de la volonté ;
- le **poids,** la **consommation de sel ou d'alcool,** la **pratique régulière d'un exercice physique** ;
- le **bagage génétique** : on a, en effet, découvert des gènes régulateurs de la pression artérielle qui expliquent la prédisposition familiale à l'hypertension artérielle (mais aussi certains gènes très spécifiques, responsables d'hypertensions particulières et rares).

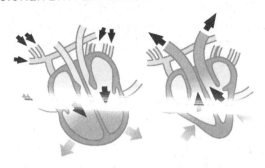

Diastole   Systole

LA PRESSION ARTÉRIELLE VARIE EN PERMANENCE

Je vais probablement décevoir plus d'un lecteur, mais personne n'a «toujours 120/80» (ou «130/70»). En effet, la pression artérielle change tout le temps, comme la plupart des valeurs biologiques, mais notre éducation nous conduit à penser que, chez l'Homme comme pour un produit usiné, tout a toujours la même valeur.

> La pression artérielle change tout le temps, comme la plupart des valeurs biologiques.

Lorsque les médecins demandent aux infirmiers: «Comment sont les *constantes* de ce malade?» en parlant de la température, de la tension ou de la fréquence cardiaque, ils devraient dire: «Comment sont ses *variables*?»

Les chiffres de la pression artérielle varient sous l'effet des mêmes facteurs que ceux définis précédemment:

- le **cycle et le rythme cardiaques,** le **cycle respiratoire,** le **moment de la journée** (matin, midi, soir, nuit);
- le **cerveau** et les **neuro-hormones** que celui-ci produit;
- les **stimuli neuro-psychiques** (stress, colère et émotions);
- la **position** (couché, debout, assis);
- l'**activité physique** (repos ou effort);
- l'**environnement** (le domicile du patient ou le bureau du médecin);
- la **prise de médicaments, d'alcool, de tabac...**

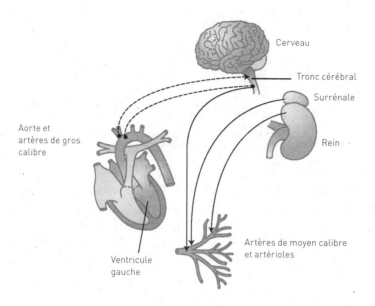

Cerveau

Tronc cérébral

Surrénale

Aorte et
artères de gros
calibre

Rein

Ventricule
gauche

Artères de moyen calibre
et artérioles

LES FACTEURS DE VARIATION DE LA PRESSION ARTÉRIELLE

En outre, la mesure de ces chiffres peut être faussée par des **problèmes techniques** :

- la **taille du brassard,** qui permet de prendre la tension, devrait correspondre à celle du bras, en particulier chez la personne obèse ou l'enfant ;
- la **position du bras** ;
- le fait de **dégonfler trop rapidement un brassard** ;
- les **erreurs de lecture du cadran** (si le regard du médecin n'est pas situé juste en face du cadran...) ;
- l'**humeur du médecin...**

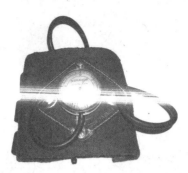

Appareil Vaquez-Laubry (Collection O'Brian/Spengler) de 1917. L'appareillage moderne n'a pas beaucoup évolué visuellement. Il existe toutefois des différences qualitatives importantes entre les différents appareils. Les bons appareils sont fabriqués avec des boîtiers en acier indéformable, anticorrosion, résistant aux chocs avec des ensembles mouvement-membrane haute précision indissociables. Ce sont des instruments dont la fabrication est souvent comparée à de l'horlogerie de luxe.

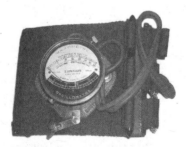

Appareil Yacoel de 1940 (Collection O'Brian/Spengler).

2 › COMMENT MESURE-T-ON LA PRESSION ARTÉRIELLE?

Mesurer la pression artérielle est plus complexe qu'il n'y paraît! *Comment savoir si j'ai une hypertension?* La question est simple. La réponse devrait l'être aussi: en se faisant prendre la tension (ou en la prenant soi-même). Pourtant, ce point est probablement celui qui pourra le plus prêter à discussion. Nous avons vu que la tension était variable, en raison de divers facteurs, et que nombre d'erreurs pouvaient en fausser la mesure, à commencer par la technique de la prise de tension elle-même.

LES APPAREILS DE MESURE

Les médecins utilisent depuis longtemps différents appareils de prise de la tension. La référence en la matière est le **sphygmomanomètre à mercure**. C'est un appareil branché sur une colonne de mercure (un tube en verre gradué vertical contenant un métal liquide gris), le plus souvent fixé au mur du cabinet médical (mais parfois aussi portable ou monté sur un pied à roulette).

C'est la technique de référence, à condition que l'appareil soit étalonné (réglé « accordé » comme l'est un piano) chaque année; ce qui n'est jamais le cas en pratique. Vraisemblablement, le mercure sera interdit dans un avenir proche, dans un but de protection de l'environnement. Il ne sera donc plus utilisé que dans des centres restreints destinés à... étalonner les appareils de prise de tension.

.Peu adapté à la médecine de ville, notamment pour les visites à domicile, l'appareil à mercure est souvent remplacé par le **sphygmomanomètre anaéroïde,** instrument utilisé par la majorité des médecins généralistes, et dont la poire est surmontée d'un cadran gradué sur lequel se déplace une aiguille qui donne les chiffres de pression.

Cette technique est fiable à condition que:
- *l'appareil soit étalonné régulièrement* (ce qui est rarement le cas en pratique);
- *l'aiguille soit sur le zéro* quand le brassard est totalement dégonflé en début de mesure. Pour ce faire, les appareils sont munis d'une molette permettant cette remise à zéro.

Depuis quelques années sont apparus des **appareils de mesure électroniques,** faciles et utilisables sans aucun problème tant au domicile du patient que dans un cabinet médical.

La méthode est extrêmement fiable, à condition que les appareils répondent à des normes dictées par des institutions indépendantes telles que l'AAMI (Association for the Advancement of Medical Instrumentation), la BHS (British Hypertension Society) ou l'IP (International Protocol).

LA TAILLE DU BRASSARD

Elle doit être adaptée à la taille du bras du patient. En effet, une taille de brassard inadaptée peut conduire à surestimer les chiffres de la pression artérielle.

Dans la plupart des cas, on utilise le brassard standard fourni avec l'appareil, mais lorsque le bras est petit, chez l'**enfant** en particulier, ou très gros, chez les personnes en surpoids ou **obèses,** *il faut utiliser un brassard spécial.* En pratique, la poche gonflable située à l'intérieur du brassard doit couvrir au moins les deux tiers de la circonférence du bras.

La taille d'un brassard normal est conçue pour des bras de circonférence de 22 à 32 cm; sa hauteur est d'environ 12 cm. Les brassards de grande taille sont adaptés pour des bras de 32 à 42 cm de circonférence et leur largeur est d'environ 15 cm. En revanche, il a été démontré que, pour les personnes en surpoids, on obtient souvent un résultat plus fiable avec un tensiomètre au poignet, car le surpoids est moins apparent au niveau du poignet, et la mesure est donc plus facile à prendre.

LA MÉTHODE DE MESURE

La manière de prendre la tension peut faire varier les mesures. Commençons par le geste du médecin lui-même.

L'AUTOMESURE DE LA PRESSION ARTÉRIELLE

Les appareils électroniques sont utilisés en automesure par des patients qui les achètent et se prennent la tension eux-mêmes, à domicile.

Il n'est pas rare que des patients disent: «J'ai vérifié qu'il marchait en le comparant avec celui de mon médecin traitant», mais il n'est pas nécessaire de contrôler de cette manière leur fonctionnement, qui relève en fait du «tout ou rien». Soit ces appareils prennent bien la tension, soit ils ne la prennent plus, et l'appareil doit alors être réparé (ou jeté, cas le plus fréquent au bout de quelques milliers d'utilisation).

Attention: ce n'est pas parce que le professionnel à qui vous l'achetez vous le recommande, ou parce qu'il ressemble à un petit bijou dans son écrin, que l'appareil de mesure électronique de la pression artérielle est fiable!

Les dispositifs qui ont subi avec succès un examen et une validation par un organisme indépendant garantissant leur fiabilité et leur précision sont identifiés par la mention: «Approuvé par la Société canadienne d'hypertension».

CONCRÈTEMENT, QUE FAIT UN MÉDECIN QUAND IL PREND LA TENSION ?

Il place le brassard autour du bras du patient (nous verrons plus loin si le côté – gauche ou droit – a son importance), pose le pavillon du stéthoscope au pli du coude, *sans le coincer sous le brassard* (car cela déforme le brassard, ce qui peut modifier les chiffres).

Il gonfle le brassard jusqu'à amener la colonne de mercure ou l'aiguille à une valeur supérieure à la pression attendue (voir schéma A ci-dessous), puis le dégonfle *très lentement*.

Il guette alors, avec le stéthoscope, le son des battements cardiaques transmis le long des artères ; lorsque ces battements se font entendre, il note le chiffre indiqué sur le cadran de l'appareil ; c'est le chiffre supérieur (« chiffre du haut ») de pression artérielle, dite **pression artérielle systolique.** C'est la pression qui règne au moment où le cœur se contracte et expulse le sang de son ventricule gauche dans l'aorte (la plus grosse artère de l'organisme) (voir schéma B, p. 23).

Il continue à dégonfler lentement le brassard et entend, au pli du coude, les bruits du cœur s'atténuer, puis disparaître. Il note alors les chiffres indiqués sur le cadran (« chiffre du bas ») : c'est la **pression artérielle diastolique.** Cette pression est celle de l'aorte lorsque le cœur se relâche et se remplit ; elle est donc plus basse (voir schéma C, p. 23).

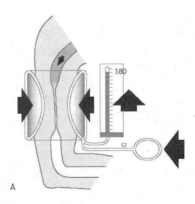

A

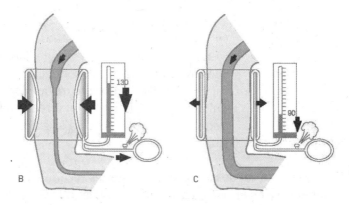

La mesure de la pression artérielle est l'un des premiers gestes techniques auxquels on forme les étudiants en médecine. Néanmoins, pour bien prendre la tension, il faut que l'ouïe du médecin soit bonne (pour entendre les bruits du cœur sur l'artère), que sa vision le soit également (pour lire les graduations) et qu'il soit bien installé face à l'appareil (pour que l'aiguille et les graduations soient bien alignées). Le médecin ne doit pas être trop pressé. En effet, *un dégonflage trop rapide amène à sous-estimer la pression systolique* (la plus élevée) *et à surestimer la pression diastolique.*

Or, prendre la tension en respectant un dégonflage suffisamment lent prend environ une à deux minutes par mesure. Dans l'idéal, le médecin doit répéter la mesure au moins une fois, si ce n'est deux, vérifier si la pression est la même aux deux bras et parfois effectuer la mesure chez un patient en position debout. En théorie, la seule prise de la tension demande de cinq à dix minutes, temps pris sur le temps total de la consultation. Quel médecin le prend réellement ?

Quelles sont les sources d'erreurs ?

Il existe également d'autres sources d'erreurs, pour certaines étonnantes.

La manière dont le médecin annonce les résultats : l'unité de pression artérielle internationale est officiellement le kilopascal, qui n'est jamais utilisé en pratique courante. Les médecins bénéficient

En matière d'hyperten- d'une espèce de dérogation bienveillante et sion, les approxima- historique, liée à l'ancienneté de la façon de tions sont difficilement graduer les colonnes de mercure (la première admissibles, puisque mesure date de 1733), et sont autorisés à par- la prescription d'un ler en **millimètres de mercure** (mmHg). Les ré- traitement découle de sultats de la mesure doivent être donnés dans la mesure précise de la cette unité qui est celle de la graduation des pression artérielle. appareils.

Le patient, lui aussi, peut influer sur les résultats trouvés lors de la mesure de sa pression artérielle, si les conditions suivantes ne sont pas respectées :

- *Il doit être détendu* (ce qui n'est souvent pas possible chez le méde-cin généraliste ou, pire encore, chez un spécialiste de l'hyperten-sion artérielle).
- *Il doit être informé qu'on va lui prendre la tension* (la plupart du temps, bien sûr, il s'y attend, voire réclame qu'on la lui prenne alors que, dans certains cas, cette mesure est parfaitement inutile) et surtout *que cette mesure va être répétée.*
- *Son bras ne doit pas être comprimé par les manches de ses vête-ments ; autrement dit, le bras doit être complètement nu.*
- *Il doit être allongé ou assis,* et le pli du bras où se trouve le stéthos-cope du médecin doit se trouver à hauteur du cœur.

La gauche et la droite

« Je vous assure, docteur, je n'ai jamais la même tension au bras droit et au bras gauche ! » J'ai souvent envie de répondre que cela ne m'étonne en rien, pour les raisons suivantes :

- Pendant le temps passé à changer l'appareil de mesure de bras, la pression peut varier.
- On ne vous a jamais pris la tension simultanément aux deux bras avec deux appareils électroniques semblables (et pour cause)...

Je m'empresse alors de prendre la tension aux deux bras avec deux appareils identiques, déclenchés simultanément. Et il s'ensuit que :

- soit la différence entre les deux bras est faible (moins de 20 mmHg pour la pression systolique, 10 mmHg pour la diastolique), ce qui n'a aucune signification : je peux alors dire au patient d'oublier cette particularité ;
- soit la différence est supérieure à ces valeurs, et il faudra alors toujours prendre la pression au bras où elle est la plus élevée et ne pas oublier de rechercher chez ce patient la cause de cette asymétrie tensionnelle. En général, elle est due à un rétrécissement, d'un côté, de l'une des artères situées au-dessus du pli du bras (artère humérale ou sous-clavière). Toutefois, cette anomalie reste peu fréquente, voire exceptionnelle.

« EST-CE QU'ON M'A DÉJÀ PRIS LA TENSION CORRECTEMENT ? »

De tout ce qui précède, on pourra conclure que la pression artérielle mesurée en consultation par un médecin n'est qu'un reflet, parfois lointain, de la réalité. Connaissant le nombre d'approximations auxquelles elle est sujette, la prise de la tension, qui apparaît souvent comme le moment le plus important de la consultation, l'est finalement beaucoup moins qu'on l'imagine.

▶ LES PATIENTES OPÉRÉES D'UN CANCER DU SEIN...

Ces femmes, lorsqu'elles ont eu un curage ganglionnaire du côté du sein opéré, s'opposent formellement à ce qu'on leur prenne la tension au bras de ce même côté. Pourquoi ? Parce qu'on le leur a interdit formellement (les chirurgiens ont souvent des personnalités très affirmées...) ! En réalité, en dehors du cas évident où le bras est trop gonflé (œdématisé) pour qu'on puisse mettre le brassard en place sans qu'il y ait inconfort ou gêne, rien ne s'oppose à ce qu'on prenne la tension au bras du côté du sein opéré.

Il m'arrive de demander : « Et chez celles qui ont été opérées des deux côtés, comment doit-on faire ? » Une patiente qui se trouvait dans cette situation m'a répondu : « À l'hôpital, on me la prenait à la cheville... » Le choix de cette « méthode » sans valeur est d'autant plus injustifié qu'une patiente opérée d'un cancer du sein peut également souffrir d'une hypertension artérielle, et doit pouvoir être traitée...

Dès la première mesure de la pression artérielle en 1733, dans l'artère d'une jument, le médecin expérimentateur écrivait : « Le balancement du sang à chaque battement cardiaque est tel qu'il faudra répéter le nombre de mesures pour être fiable. » En 1767, un autre chercheur précise que, pour prendre la tension, « il faut attendre que le malade soit remis de l'émotion que lui cause la présence du médecin ». Au début du xxe siècle, Korotkoff décrivit de manière assez exhaustive toutes les règles régissant encore aujourd'hui la bonne prise de la pression artérielle :

> La pression artérielle mesurée en consultation par un médecin n'est qu'un reflet, parfois lointain, de la réalité.

- bras détendu ;
- bras situé à hauteur du cœur pendant la mesure ;
- dégonflage lent du brassard (ne pas descendre plus rapidement que d'une graduation par seconde) ;
- respect du délai entre deux mesures ;
- utilisation d'un brassard large de 12 cm ;
- utilisation d'un brassard plus large en cas d'obésité.

COMMENT ÉVITER LES SOURCES D'ERREURS QUAND ON PREND LA TENSION ?

En 1940, Ayman et Goldshine modifient des appareils de mesure afin que 34 patients hypertendus puissent prendre leur tension eux-mêmes à leur domicile, et confirment que la moyenne de leurs mesures (40 000 sur 22 mois) est bien inférieure à celle des 2800 mesures hospitalières faites pendant la même période. Et en 1966, Sokolow écrit : « Dans le futur, il faudra utiliser un appareil de mesure portable semi-automatique. » Il a été démontré, à la fin des années 1970, que la pression artérielle s'élevait proportionnellement au « grade hospitalier » du soignant qui la prenait (de l'aide-soignant au chef de service, en passant par l'infirmière et l'interne).

Il a donc fallu trouver une manière de prendre la tension:

- *En s'affranchissant de la présence du médecin*:
  * De 20 à 30% des hypertensions artérielles (HTA) sont fausses: on les disait induites autrefois par l'effet «blouse blanche». On parle aujourd'hui d'**HTA de consultation.**
  * L'inverse existe aussi: c'est l'**HTA masquée.** La tension est normale en consultation, mais en fait habituellement élevée. Cela s'explique probablement par un effet placebo engendré par la présence du médecin, et qui, dans ce cas, est bénéfique. Ces patients sont plus menacés que les patients hypertendus traités, car ils ne sont pas bien dépistés, donc mal ou non traités et ainsi plus exposés à des complications sévères...

- *En tenant compte de la variabilité de la pression artérielle*:
  * La pression artérielle peut varier de 40 mmHg d'une contraction cardiaque à une autre, sans que cela soit significatif.
  * Cette variabilité est réduite de manière optimale après au moins 30 mesures.
  * Cette variabilité est parfois supérieure à l'effet escompté d'un médicament hypotenseur (environ 10 à 15 mmHg).

Cette dernière remarque est extrêmement importante, car le médecin est amené à agir sur des mesures dont les variations spontanées sont plus importantes que la baisse attendue, liée au médicament!

3 ▸ LA MAPA ET L'AUTOMESURE DE PRESSION ARTÉRIELLE

Deux méthodes ont été mises au point pour pallier les incertitudes de la mesure conventionnelle de la pression artérielle : *la MAPA et l'automesure de pression artérielle.*

LA MAPA : MESURE AMBULATOIRE DE PRESSION ARTÉRIELLE

Cette technique est improprement appelée **« holter tensionnel »**, par analogie avec l'appareil portable d'électrocardiogramme permanent porté par le patient pendant un temps assez long (24 heures dans la plupart des cas). Le terme « holter » doit, en fait, être réservé à l'appareil qui enregistre l'activité cardiaque, celui de MAPA (mesure ambulatoire de pression artérielle) désignant l'appareil qui mesure la tension. Certains appareils mesurent les deux paramètres, mais ils sont peu répandus, onéreux, et les cas où il faut mesurer en même temps tension et activité cardiaque sont assez rares.

En pratique, il s'agit d'un brassard à tension, relié par un ou deux câbles à un boîtier de la taille d'un baladeur, porté en bandoulière ou à la ceinture.

L'appareillage est mis en place sur le patient au cabinet du médecin. On confie au patient une « feuille de route » sur laquelle il notera ses activités pendant les 24 heures d'enregistrement. On lui conseille également de mener ses activités habituelles, y compris sportives.

Je demandai un jour à une patiente qui me rapportait un appareil en panne ce qu'elle avait fait et j'obtins la réponse suivante : « Vous m'avez dit de faire comme d'habitude ! Hier soir, j'ai donc pris mon bain quotidien, avec l'appareil. Depuis, il ne s'est plus déclenché ! »

Le boîtier contient un programme informatique, une mémoire et un compresseur qui va gonfler, le plus silencieusement possible, le brassard et mesurer la tension comme le ferait le médecin. Le patient doit donc détendre le bras quand il sent le début de la mesure et ne pas se trouver dans un environnement trop bruyant ni avec trop de vibrations (la voiture est un bon exemple de condition défavorable à la mesure). Toutefois, dans la plupart des cas, quand la mesure n'a pu se faire correctement, l'appareil la renouvelle deux minutes plus tard. Le patient doit donc être prévenu que le brassard va se gonfler (il m'arrive de dire « va *vous* gonfler ») à intervalles réguliers.

Le patient est hypertendu si la moyenne des pressions dépasse 135/85 le jour ou 120/75 la nuit.

Le plus souvent, l'appareil se déclenche toutes les 15 minutes entre 6 heures du matin (un cardiologue, ça fait se lever ses patients très tôt...) et 22 heures, et toutes les 30 minutes, de 22 heures à 6 heures du matin. Le lendemain de la pose, quand le patient vient rendre l'appareil, le boîtier est relié à un ordinateur qui permet d'imprimer un rapport sur lequel figure la moyenne diurne et nocturne de toutes les mesures effectuées.

On considère que le patient est hypertendu si la moyenne des pressions dépasse 135/85 le jour ou 120/75 la nuit.

L'appareillage de MAPA est encombrant, ce que les patients signalent ou déplorent souvent, mais, très vraisemblablement, dans un avenir proche, le brassard contiendra non seulement la poche de gonflage, mais aussi le boîtier électronique et le compresseur. Il n'y aura donc plus de câbles et de boîtier à porter à la ceinture ou en bandoulière. Pour le moment, je conseille au patient qui vient se faire poser l'appareil de porter des vêtements amples.

L'AUTOMESURE DE PRESSION ARTÉRIELLE

Cette méthode extrêmement simple consiste à confier au patient un appareil de mesure de pression artérielle électronique grâce auquel il peut se prendre lui-même la tension. Quelques minutes d'explications suffisent, tant l'utilisation de ces appareils est simple. La formation préalable consiste, en fait, à expliquer ce qu'est la tension, à quoi correspondent les chiffres qui apparaissent sur l'écran (ce sont les chiffres de pression systolique et diastolique exprimés en mmHg, et la fréquence cardiaque), à les noter sur la feuille de recueil, sans les «arrondir». Il faut intégrer le fait que, dans la plupart des cas, ces chiffres seront plus précis que ceux

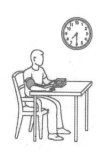

L'effet «blouse blanche» n'est pas négligeable entre époux.

qui sont habituellement donnés par le médecin! Il importe que ce soit le patient lui-même qui se prenne la tension, et non son conjoint. L'effet «blouse blanche» n'est pas négligeable entre époux.

En pratique, l'appareil est confié au patient pendant au moins trois jours. La plupart des centres spécialisés recommandent l'automesure

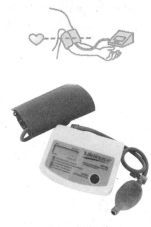

Appareil classique
avec brassard

pendant cinq jours. Pour la mesure, le patient prend sa tension le matin, après le lever, après cinq minutes de repos en position assise, avant le petit-déjeuner (et avant la prise éventuelle des médicaments du matin). Cette mesure est répétée trois fois de suite, et le patient note tous les résultats sur la feuille de recueil. Ce cycle de mesure est répété, dans les mêmes conditions, le soir entre le souper et le coucher. Dans la plupart des cas, le patient prend la tension au bras non dominant (gauche, s'il est droitier; droit, s'il est gaucher), afin de garder sa main dominante pour manipuler l'appareil et noter les mesures. Au terme des cinq jours, le patient apporte la feuille de recueil des mesures au médecin.

Les chiffres sont saisis dans un ordinateur qui calcule la moyenne des chiffres tensionnels du matin, la moyenne du soir et la moyenne de l'ensemble des valeurs tensionnelles. Il existe déjà des appareils dont la mémoire est suffisante pour enregistrer toutes les mesures et calculer les moyennes, mais ils sont chers et peu répandus. (Il serait souhaitable que la mémoire soit suffisante pour permettre des mesures chez plusieurs utilisateurs, car les couples hypertendus ou les familles d'hypertendus ne sont pas rares. D'ailleurs, certains profitent aussi du prêt d'un appareil à leur conjoint pour vérifier leur propre pression artérielle.) Le patient est considéré comme hypertendu si la moyenne des mesures dépasse 135/85. Il est intéressant de noter l'importance éventuelle d'une différence des mesures entre le matin et le soir : ainsi, un médicament qui n'agit pas réellement pendant 24 heures donnera des chiffres «normaux» le soir, mais trop élevés le matin, juste avant la prise suivante.

Le patient est considéré comme hypertendu si la moyenne des mesures dépasse 135/85.

Sous réserve que les conditions de mesure aient été bonnes et que la moyenne des chiffres relevés soit en permanence élevée, le médecin peut affirmer que l'HTA est réelle et permanente.

En revanche, *il n'y a pas d'hypertension quand on retrouve occasionnellement des chiffres élevés, si la moyenne des mesures est normale.*

Ces chiffres élevés doivent être mis sur le compte des variations naturelles de la pression artérielle, parfois liées à l'activité (par exemple, le fait de courir fait monter la tension) ou aux émotions.

Puis-je sentir que ma pression artérielle est élevée ?

Autrement dit, est-ce qu'il existe des symptômes d'hypertension artérielle? Il existe en ce domaine de très nombreuses idées reçues diffusées à la fois par les patients et les médecins, à tel point que plusieurs équipes d'hypertensiologues se sont penchées sur la question. *Un seul symptôme semble significatif: le mal de tête* («céphalée»). C'est une douleur généralement située à l'arrière de la tête (partie «occipitale» du crâne). Le patient se passe souvent la main sur la nuque (comme lorsqu'il a des soucis ou lorsqu'il est stressé, ce qui induit encore l'habituelle confusion). Elle survient au petit matin ou au lever, et disparaît progressivement dans la journée. Son mécanisme s'explique assez facilement: la pression du système artériel dans son ensemble s'exerce plus intensément sur le cerveau en position allongée, ce qui provoque un mal de tête par «hyperpression sur le cerveau». La douleur disparaît progressivement lorsque le patient

L'APPAREIL D'AUTOMESURE : AU BRAS OU AU POIGNET ?

Un appareil de poignet, bien positionné, mesure la tension aussi bien qu'au bras.

Le patient doit donc placer son poignet, muni de l'appareil, au niveau du cœur ou poser son coude sur la table, le poignet maintenu au niveau du sein gauche.

Pour vous rendre compte des conséquences d'un mauvais positionnement, faites l'expérience suivante: prenez votre tension avec le bras levé le plus haut possible, vous êtes guéri! Le plus bas possible, vous aggravez votre HTA!

Le plus important est peut-être que vous puissiez prendre votre tension chez vous, signe d'un réel effort de prise en charge et d'une future réussite de votre traitement! Ne vous laissez donc déstabiliser par aucune critique...

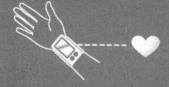

hypertendu passe en position debout, car la pression sur le cerveau diminue de ce simple fait.

Toutefois, la coexistence entre HTA et apnées du sommeil (pauses respiratoires d'assez longue durée au cours du sommeil) est si fréquente que le mal de tête pourrait être aussi la conséquence des périodes de pause respiratoire pendant lesquelles le patient manque d'oxygène. L'hypertension artérielle est si fréquente dans la population qu'elle est toujours une préoccupation pour le médecin; plus les patients ont des maux de tête, plus les médecins tendront à leur prendre la tension, pour découvrir qu'elle est trop élevée.

Une étude datant de 1953 montre que seuls 17 % de patients hypertendus ont des céphalées quand ils ne connaissent pas encore leur diagnostic, contre 71 % quand ils le connaissent. *Le fait de savoir qu'on est hypertendu favorise donc l'apparition d'une symptomatologie qui n'existe peut-être pas avant de savoir qu'on est « malade ».*

Un seul symptôme semble significatif : le mal de tête.

De nombreux autres symptômes sont souvent invoqués par les patients souffrant d'hypertension (ou redoutant d'être hypertendus): bourdonnements d'oreilles («acouphènes»), mouches devant les yeux («myodésopsies»), vertiges, saignements de nez («épistaxis»), fatigue, palpitations. Ces symptômes ne sont pas le signe d'une hypertension artérielle: autrement dit, ils ne sont pas plus fréquents chez les patients hypertendus que chez les patients dont la pression artérielle est normale. Il se pourrait que ces symptômes soient plutôt la conséquence d'une hyperventilation (augmentation du nombre de cycles respiratoires, inspiration et expiration), elle-même produite par l'anxiété à l'annonce (ou dans la crainte) d'une HTA.

Même s'il est très répandu, le saignement de nez, en particulier, n'a pas de relation avec l'hypertension. Le système veineux du nez étant fragile, on saigne du nez facilement. Les patients hypertendus ne saignent ni plus ni moins souvent que les autres. En revanche, il n'est pas rare que les patients hypertendus, souvent âgés de plus de 50 ans, reçoivent aussi des traitements ralentissant la coagulation du sang (souvent prescrits à partir de cet âge). Dans ce cas, un saignement de nez peut se prolonger davantage que chez un patient non traité. La vue du sang, le saignement qui dure, le stress, etc., contribuent à faire monter la tension. Et quand un patient consulte aux urgences, on ne peut que s'attendre à ce que sa tension soit élevée! Poser le diagnostic d'hypertension artérielle est alors facile pour le médecin, et bien souvent le patient n'en est pas surpris.

L'un de mes patients qui consultait aux urgences pour un saignement de nez, et chez qui on trouvait une tension élevée (le diagnostic d'hypertension artérielle ayant été totalement infirmé plus tard), s'est entendu dire par l'ORL appelé en urgence: «Heureusement, votre poussée tensionnelle a été limitée parce que ç'a a pété au niveau du nez, et c'est quand même mieux que dans la tête»... C'est tout simplement insensé!

L'absence de symptômes évocateurs d'hypertension est bien illustrée par l'expression qu'utilisent les médecins américains pour parler de l'hypertension artérielle. Ils la surnomment *The Silent Killer* («le tueur silencieux»). Cette absence de symptômes est, en un sens, regrettable, car les patients hypertendus ne ressentent rien dans la plupart des cas. Leur hypertension ne va donc être dépistée et traitée que tardivement, parfois après qu'elle a déjà eu des conséquences nocives, voire irrémédiables, sur certains organes (voir p. 57). Pour cette même raison, il est souvent difficile de convaincre un patient qui ne souffre d'aucun symptôme de prendre un traitement à vie, ce qui est malheureusement nécessaire (voir p. 67).

Les médecins américains surnomment l'hypertension artérielle *The Silent Killer*.

UN CAS PARTICULIER (ET RARE): L'HTA MALIGNE (OU ACCÉLÉRÉE)

Très exceptionnelle-
ment, l'hypertension
artérielle peut augmenter
rapidement, de manière
brutale, avec des chiffres
très élevés et entraîner
des lésions d'un organe
(on parle alors de **souffrance viscérale**). (J'in-
siste sur le fait que c'est
la souffrance viscérale qui
est grave, et non les chiffres tensionnels!)

Les organes touchés
sont principalement le
cœur, le cerveau, l'œil et
le rein. Le patient se plaint
alors, parfois, de se lever
souvent la nuit, pour uriner (signe de souffrance
rénale à ne pas confondre
avec les symptômes de
l'adénome de la prostate
chez l'homme âgé). Il arrive
qu'il souffre d'amaigrisse-
ment, de baisse récente de
la vision avec maux de tête
tenaces et intenses (qui té-
moignent d'une souffrance
cérébrale), d'un essoufflement («dyspnée»), révé-
lateur d'une insuffisance
cardiaque. L'hypertension
maligne est grave, mais extrêmement rare.

En vingt ans de pratique
de cardiologie «de ville»,
j'en ai rencontré qu'un seul
cas qui ne pouvait pas passer inaperçu: le mal-être
du patient, qui a été soulagé
lorsque je l'ai fait hospitali-
ser, était évident.

*Lors de mes divers séjours au Viet-
nam afin d'enseigner le risque cardiovasculaire, ce message a été l'un des
plus difficiles à faire passer. À tel point
que, bien que ne parlant pas le vietnamien – en dehors de quelques termes
désignant les spécialités culinaires
locales –, j'avais appris les deux
mots Zup Daï qui veulent dire «toute
la vie» afin de pouvoir insister moi-
même sur l'importance et la nécessité
de convaincre les patients de conti-
nuer leur traitement à vie, et non seulement pendant huit jours, comme un
antibiotique.*

4 › À PARTIR DE QUELS CHIFFRES EST-ON HYPERTENDU ?

Tout d'abord, nous supposerons que la pression artérielle est mesurée selon la méthode habituelle (cas le plus fréquent, et rien ne nous empêchera de la critiquer plus tard), c'est-à-dire **en consultation**.

LES CHIFFRES « NORMAUX » DE LA PRESSION ARTÉRIELLE

On parle d'hypertension artérielle lorsque les valeurs mesurées sont supérieures ou égales à :

140 mmHg pour la pression systolique ;
90 mmHg pour la pression diastolique.

Toutes les sociétés savantes internationales – OMS (Organisation mondiale de la santé), PECH (Programme d'éducation canadienne sur l'hypertension), JNC (Joint National Committee on Detection, Evaluation and Treatment of High Blood Pressure) (États-Unis), SIH (Société internationale d'hypertension) – s'accordent sur ces valeurs. Toutefois, ces sociétés précisent que la pression artérielle est variable et qu'il faut impérativement répéter ces mesures avant de poser un diagnostic définitif.

Pour l'OMS et les autres organisations, *les mesures doivent être élevées au moins à trois consultations, sur au moins deux mesures à chaque fois, en l'espace d'au moins deux mois pour certains, mais – sauf pour les cas particuliers que nous verrons plus loin – l'observation et la confirmation de l'hypertension, pendant une période de trois à six mois, sont nécessaires avant de commencer un traitement.*

Depuis l'émergence des techniques de mesure de la pression artérielle en dehors du cabinet médical («La MAPA et l'automesure de pression artérielle», p. 29), les sociétés savantes reconnaissent qu'il est possible de s'en aider pour poser le diagnostic, mais elles les conseillent surtout en cas de forte suspicion d'effet «blouse blanche», de résistance au traitement, d'adaptation du traitement, de suspicion d'hypotension et pour la surveillance de l'efficacité du traitement.

▸ QU'EST-CE QU'UN ESSAI CLINIQUE ?

C'est une étude réunissant un nombre défini de patients, sélectionnés selon certains critères, suivis pendant un temps donné pendant lequel sera observée la survenue d'événements médicaux (s'il porte sur les effets d'un nouveau type de traitement, on parle d'«essai thérapeutique»; s'il s'agit simplement d'observer l'évolution d'une maladie, on parle d'«essai observationnel»). Leur pratique a été grandement facilitée par le développement de l'informatique, qui permet de récolter de très nombreuses données, chez des centaines, voire des milliers de sujets. Ils sont aujourd'hui incontournables dans le recueil de preuves scientifiques. Ils ne portent pas toujours sur un nombre important de patients et ne sont pas nécessairement très prolongés dans le temps, par exemple pour démontrer l'efficacité d'un nouveau traitement antibiotique. Concernant les maladies cardiovasculaires, ils s'étendent presque toujours sur plusieurs années et portent sur plusieurs centaines ou milliers de personnes, en raison de la rareté des événements cardiovasculaires dans la vie d'un individu et du temps requis pour qu'un facteur de risque ait une influence sur la survenue de cet événement.

Pour ma part, je conseille vivement à tous mes patients de venir faire une MAPA ou une automesure avant d'entreprendre un traitement qui les engage pour la vie (2 fois 5 minutes de prise de tension pendant 5 jours, ou 24 heures en continu, ne leur apparaissent pas comme une contrainte très lourde!).

LE SHEAF (AUTOMESURE TENSIONNELLE À DOMICILE DANS LA POPULATION ÂGÉE) : ÉVALUATION ET SUIVI

Le SHEAF (*Self measurement of blood pressure at Home in the Eldelry: Assessment and Follow up*) est un essai observationnel qui a consisté à recruter des patients hypertendus, en les classant selon les chiffres de pression artérielle prise soit au cabinet du médecin (mesure «casuelle»; trois fois lors de deux consultations à deux semaines d'intervalle dans des conditions habituelles), soit en automesure tensionnelle à domicile (six mesures pendant quatre jours).

Au total, 5211 patients, hypertendus anciens ou non, ont été recrutés et observés pendant trois ans, durée au cours de laquelle ont été dénombrés les événements cardiovasculaires (décès cardiovasculaires, infarctus du myocarde, accidents vasculaires cérébraux, pontages aorto-coronariens, interventions, hospitalisations, etc.). Pendant ces 3 ans, on a dénombré 22 événements pour 1000 patients par an.

Pour les patients classés comme hypertendus par l'automesure, on a observé une augmentation de 17,2 % des événements cardiovasculaires chaque fois que la pression artérielle systolique augmentait de 10 mmHg (11,7 % pour 5 mmHg d'augmentation de la pression artérielle diastolique).

Pour les patients classés comme hypertendus par la mesure casuelle (chez leur médecin, donc), on n'a pas noté d'augmentation significative des événements cardiovasculaires, pour les mêmes valeurs d'augmentation des pressions artérielles.

Cela signifie que, par rapport à l'automesure, la mesure casuelle ne sélectionne pas les bons patients puisque, même quand elle détecte une augmentation de la pression artérielle, on ne dénombre pas plus d'événements cardiovasculaires.

L'étude SHEAF a, en outre, classé les patients en quatre catégories en fonction de leurs chiffres tensionnels mesurés en consultation et en automesure.

- Le patient est hypertendu au cabinet (> 140/90) et à domicile (> 135/85) : c'est donc un **vrai hypertendu** (63,9 % des patients).
- Le patient est « normal » au cabinet et à domicile : il est **normalisé** (13,5 % des patients).
- Le patient est hypertendu au cabinet, mais pas à domicile : c'est donc une **HTA de consultation,** encore appelée **effet « blouse blanche »** (13,7 % des patients).
- Le patient est « normal » au cabinet, mais hypertendu à domicile : c'est donc une **HTA masquée** (8,9 % des patients), notion difficile à comprendre mais réelle (on peut être hypertendu chez soi, mais pas chez son médecin).

Si l'on prend comme référence les patients « normaux », ayant donc une tension normale au cabinet médical et en automesure :
- Le risque d'événement cardiovasculaire est presque 2 fois (1,96) plus important pour les sujets hypertendus, cette majoration du risque étant logique et totalement attendue, le patient étant réellement hypertendu.
- Le risque d'événement cardiovasculaire est 1,18 fois plus important pour les sujets porteurs d'une HTA de consultation, soit un risque pratiquement équivalent à celui d'un sujet normal sans hypertension.
- Le risque d'événement cardiovasculaire est à peine plus de 2 fois (2,06) plus important dans les HTA masquées.

Que conclure de ces résultats ?

Pour les sujets hypertendus, cette majoration du risque était attendue. Il est un peu plus élevé, mais à peine, pour les sujets à effet «blouse blanche» (ou HTA de consultation), ce qui signifie qu'il faut surveiller un peu plus ces sujets, qui vont en fait développer un peu plus souvent une hypertension artérielle vraie. Il est, en revanche, nettement plus élevé, plus de deux fois, pour les sujets porteurs d'une HTA masquée, c'est-à-dire des sujets non identifiés par la mesure de la tension en consultation, échappant donc à la mesure classique, et uniquement identifiables par des mesures effectuées en dehors du cabinet médical. Le pronostic est donc ici assez sombre puisque le diagnostic n'étant le plus souvent pas porté, aucun traitement n'est entrepris et, de ce fait, les complications sont plus fréquentes. Cet essai montre donc l'importance de ne pas se contenter de simples mesures de tension au cabinet médical.

5 ▷ POURQUOI FAUT-IL TRAITER MON HYPERTENSION ?

On peut légitimement penser que tous les patients ou presque se posent cette question, même s'ils n'osent pas s'en ouvrir à leur médecin. Dans une relation «à l'ancienne», le patient prenait son traitement simplement parce que le médecin lui disait que ses chiffres étaient trop élevés et qu'il fallait les faire baisser. Aujourd'hui, il demande *pourquoi* il devrait prendre tous les matins ou tous les soirs un ou deux comprimés susceptibles de provoquer des effets secondaires, et ce, jusqu'à la fin de ses jours.

La réponse est précise, mais abstraite: le but, en faisant baisser les chiffres de tension, est de *faire baisser le risque cardiovasculaire global*.

QU'EST-CE QUE LE RISQUE CARDIOVASCULAIRE GLOBAL ?

C'est la probabilité pour un individu de subir dans sa vie un événement cardiovasculaire (de l'infarctus du myocarde à l'accident vasculaire cérébral, en passant par d'autres événements moins graves ou moins définitifs). Cette probabilité peut être établie à partir de ce qu'on nomme l'équation de Framingham.

Quand on va voir son médecin pour la tension, en plus de se préoccuper des chiffres de tension et de la manière de la prendre, il sera donc logique de lui raconter ce qui s'est passé dans sa famille, de se faire prescrire une prise de sang (assez détaillée, puisque comprenant forcément un bilan lipidique complet, pour le cholestérol, et une glycémie, pour le diabète), un électrocardiogramme

▶ L'ÉTUDE DE FRAMINGHAM

La population d'une petite ville des États-Unis d'Amérique, Framingham, a été mise en observation à partir de 1948. Dans cette ville, d'environ 6500 habitants, les événements cardiovasculaires, le mode de vie, les habitudes alimentaires et autres variables ont été notés précisément chez environ les trois quarts de la population. Cette ville a été choisie en raison de sa taille, de la facilité de son accès (entre Boston et New York), de la stabilité de sa population, et de la proximité d'une faculté de médecine, d'un hôpital et de laboratoires d'analyses. Toutes ces caractéristiques en faisaient un lieu de recherche clinique « idéal ».

L'essai clinique observationnel, dit « de Framingham », de très grande ampleur, a permis de recueillir de très nombreuses données depuis maintenant plus de 50 ans.

Il a ainsi permis d'identifier un certain nombre de facteurs de risques cardiovasculaires : le **sexe** (être un homme expose plus qu'être une femme), l'**âge** (être un homme de plus de 50 ans ou une femme de plus de 55 ans), le **tabagisme**, l'**hypercholestérolémie** (le niveau de cholestérol total, le niveau de bon cholestérol, c'est-à-dire le HDL), l'**hypertension artérielle**, l'existence d'un **diabète**, la présence d'une **hypertrophie** (grossissement anormal) **du ventricule gauche du cœur**, le plus souvent liée à l'hypertension artérielle ou à un diabète. À ces facteurs de risque, on ajoute aujourd'hui l'**hérédité**, c'est-à-dire la survenue d'un événement cardiovasculaire précoce chez un parent au premier degré (par exemple, un infarctus du père à moins de 55 ans ou de la mère à moins de 65 ans). L'étude a permis de mettre au point une équation, dite **équation de Framingham**, qui permet de calculer le risque d'événement cardiovasculaire dans les 10 ans qui viennent chez un patient donné.

ou une échographie cardiaque et ne pas s'inquiéter si le médecin prend une espèce de calculette ou de réglette, ou se sert de son ordinateur afin de décider du traitement (il «calcule Framingham»!).

On peut nous opposer que Framingham n'est pas au Québec, mais c'est la seule étude de cette envergure existante.

Avant de prendre la décision de traiter une hypertension, le médecin devrait toujours avoir calculé, s'il le peut et s'il en a toutes les données, le risque cardiovasculaire selon l'équation de Framingham (voir p. 44). Il ne peut, en effet, se fonder uniquement sur des chiffres de pression artérielle.

De fait, même avec des chiffres qui semblent élevés, se traiter quand on est une femme de 30 ans peut n'avoir aucun impact sur ses événements cardiovasculaires (à cet âge, on est, en effet, plus menacé par la probabilité d'avoir un accident de voiture en allant voir son médecin que par un accident vasculaire cérébral). Il sera alors plus judicieux d'essayer d'arrêter de fumer, de suivre quelques règles hygiéno-diététiques (voir p. 69) et de se faire suivre régulièrement avant de commencer un traitement médicamenteux.

En revanche, la «tolérance» souvent de mise chez la personne âgée, à qui le médecin dit parfois «165/90, à 80 ans, c'est bien!» n'est pas du tout logique. À cet âge, il n'est même pas nécessaire de calculer *le risque cardiovasculaire*: il *est forcément très élevé*.

En effet, globalement, les causes de mortalité se répartissent dans la population en trois catégories: les accidents, les cancers et les maladies cardiovasculaires. Mais leur fréquence varie en fonction de la tranche d'âge: les accidents pour les moins de 40 ans; les maladies cardiovasculaires pour les plus de 60 ans.

Si l'on reprend le cas de la patiente âgée: s'il est peu vraisemblable qu'elle ait un accident de scooter (sauf si elle se fait renverser...), un accident vasculaire cérébral est beaucoup plus probable. Pour l'éviter, faire baisser la tension est alors indispensable.

De même, se traiter lorsqu'on a des chiffres tensionnels très élevés est une décision simple. Des valeurs de 180/120, par exemple, sont suffisamment inquiétantes, tant pour le patient que pour le médecin, pour entreprendre un traitement.

Mais de tels niveaux sont plutôt rares et c'est de la compétence des médecins de savoir traiter les HTA légères à modérées (communément appelées «petites hypertensions», mais qui sont à long terme aussi dangereuses, les complications cardiovasculaires étant les mêmes), beaucoup plus nombreuses que les HTA sévères.

6 > POURQUOI EST-CE QUE J'AI UNE HYPERTENSION ?

C'est la question la plus fréquemment posée par le patient chez qui l'on vient de découvrir une hypertension artérielle (HTA) permanente. Il ajoute d'ailleurs souvent: «Surtout qu'avant j'avais toujours 120/80!» Ce à quoi je réponds qu'avant d'être malade on est, la plupart du temps, bien portant. En fait, cette réponse n'est pas très honnête, car l'apparition d'une hypertension est parfois assez brutale, surtout dans certains cas particuliers, comme nous le verrons ci-après.

Cependant, dans l'immense majorité des cas, il faut plusieurs mois, voire plusieurs années, pour que la pression artérielle s'élève progressivement. La lenteur de cette progression et les difficultés de mesure de la pression artérielle dans un cabinet médical ne permettent de découvrir l'anomalie que lorsque l'élévation est devenue franche. Le patient n'ayant en mémoire que des chiffres normaux tout au long de sa vie, l'HTA est une nouvelle brutale pour lui.

> Il faut plusieurs mois, voire plusieurs années, pour que la pression artérielle s'élève progressivement.

Lorsque les causes de l'HTA sont inconnues, elle est dite « essentielle », c'est-à-dire sans cause identifiable. Dans 95 % des cas, l'HTA est **« essentielle »**. Dans 5 % des cas, l'hypertension artérielle a une **cause identifiable.** Ces causes sont multiples et de gravité variable.

LES CAUSES GÉNÉTIQUES

Une fois cette nouvelle acceptée, et la question : « Mais pourquoi j'ai de la tension ? » posée, le patient répond souvent lui-même à cette interrogation par une phrase pleine de vérité : « Chez moi, tout le monde a de la tension : mon père, ma mère et leurs parents aussi. » De fait, l'HTA est une maladie génétique fréquente.

« Chez moi, tout le monde a de la tension : mon père, ma mère et leurs parents aussi. »

Selon toute vraisemblance, il existe, en effet, des gènes chargés de la régulation de la pression artérielle. Ces gènes sont en cours d'identification depuis une vingtaine d'années et il est vraisemblable que leur fonctionnement ou leur dysfonctionnement induisent l'augmentation de la pression artérielle. Pour certaines formes très rares d'hypertension artérielle, les gènes responsables ont été caractérisés sans ambiguïté, mais l'identification des nombreux gènes en cause reste encore du domaine de la recherche.

LES CAUSES ENDOCRINIENNES

Dans ce cas, l'HTA est la conséquence d'un **mauvais fonctionnement d'une glande endocrine,** c'est-à-dire d'un organe dont le rôle est de sécréter une ou plusieurs hormones. Plusieurs glandes peuvent être impliquées.

Les glandes surrénales (situées, comme leur nom l'indique, au-dessus des reins) fabriquent de nombreuses hormones indispensables à l'organisme : la cortisone naturelle, l'adrénaline, les androgènes et l'aldostérone.

Leurs principaux dysfonctionnements sont une sécrétion trop importante d'aldostérone, appelée hyperaldostéronisme primaire. L'aldostérone est une hormone qui sert à réabsorber au niveau du rein le sodium en échange de l'élimination de potassium. L'excès de sel, de sodium, dans le sang provoque donc l'hypertension (dans les analyses de sang, on note le manque de potassium).

Il peut exister aussi un développement anormal de la partie centrale de la glande qui sécrète l'adrénaline. Cette tumeur, appelée phéochromcytome, est le plus souvent bénigne et extrêmement rare.

Les mauvais fonctionnements de la **thyroïde** (hypo ou hyperthyroïdie) peuvent être responsables d'une hypertension artérielle.

L'hypertension accompagne aussi d'autres maladies endocriniennes rares par dysfonctionnement des glandes **parathyroïdes** et de l'**hypophyse**.

LES CAUSES RÉNALES

Les reins sont composés de glomérules qui filtrent le sang, de tubules qui recueillent ce qui a été filtré, et de vaisseaux sanguins. Ces glomérules et ces tubules peuvent être atteints par des maladies particulières, l'hypertension artérielle n'étant alors que l'expression de ces maladies (appelées **glomérulo-pathies** et **tubulopathies**), qui peuvent conduire à une insuffisance rénale (mauvais fonctionnement des reins pouvant imposer un traitement par dialyse, appelée aussi rein artificiel).

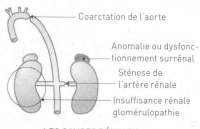

Coarctation de l'aorte

Anomalie ou dysfonctionnement surrénal

Sténose de l'artère rénale

Insuffisance rénale glomérulopathie

LES CAUSES RÉNALES DE L'HYPERTENSION

Le système vasculaire microscopique intrarénal peut lui aussi être concerné et provoquer une hypertension artérielle : c'est la **néphroangiosclérose,** souvent conséquence d'un diabète mais aussi d'une hypertension artérielle ancienne (qui est alors à la fois cause et conséquence).

Le système vasculaire macroscopique peut lui aussi être atteint et provoquer de l'HTA, l'anomalie la plus fréquente étant un rétrécissement (ou sténose) de l'artère rénale (mais qui peut elle aussi être une complication de l'HTA).

La plus grosse artère de l'organisme, l'aorte, peut être le siège d'une maladie congénitale, appelée **coarctation aortique,** généralement dépistée à la naissance ou dans la petite enfance, et qui entraîne l'hypertension artérielle.

L'ALCOOL

La consommation excessive d'alcool multiplie par quatre le risque d'accident vasculaire cérébral. Elle peut provoquer une hypertension artérielle très sévère, avec de plus un apport calorique important conduisant à un excès pondéral et parfois un diabète, aggravant donc de ce fait le risque cardiovasculaire.

CERTAINS MÉDICAMENTS ET TOXIQUES

La qualité de l'entretien entre le médecin et le patient a une importance primordiale lors de la découverte d'une hypertension artérielle. On est très loin d'un simple gonflage de brassard...

Certains médicaments peuvent engendrer une hypertension artérielle :

- les **anti-inflammatoires non stéroïdiens** ;
- la **contraception œstroprogestative** ;
- les **corticoïdes** appelés couramment cortisone ;
- certains **vasoconstricteurs** nasaux de prise extrêmement courante dans les infections saisonnières (rhinite).

Parfois, les hypertensions artérielles sont liées à la prise de **produits dits toxiques** :

- la **réglisse**, mais il faut en consommer énormément pour induire une HTA. On la retrouve aussi en grande quantité dans les substituts de boissons anisées ;
- certaines **drogues** (ecstasy, amphétamines, cocaïne).

La qualité de l'entretien entre le médecin et le patient a donc une importance primordiale lors de la découverte d'une hypertension artérielle. On est très loin d'un simple gonflage de brassard...

Il est donc essentiel d'effectuer un minimum de recherches au moyen d'un bilan simple (voir p. 53).

Une fois l'hypertension confirmée, et en dehors du bilan qui a été nécessaire pour établir ce diagnostic, quelques examens sont indispensables. Ces examens ont essentiellement pour but de trouver une **cause éventuelle** (voir p. 47) et d'évaluer le **retentissement de l'hypertension artérielle** sur divers organes.

Les sociétés savantes de nombreux pays et provinces ont proposé leurs propres recommandations (la Société québécoise d'hypertension artérielle).

> Ces examens ont essentiellement pour but de trouver une cause éventuelle et d'évaluer le retentissement de l'hypertension artérielle sur divers organes.

Sont actuellement recommandés :

- le dosage de la **créatininémie** et sa clairance : c'est l'estimation de la fonction rénale, c'est-à-dire du bon fonctionnement ou non des reins ;
- une analyse d'urine qui permet une estimation de la présence de **protéines dans les urines** (protéinurie) et de **sang dans les urines**

(hématurie) par une bandelette réactive urinaire, qui peut se faire très simplement dans un cabinet médical. Si ce test simple est positif, il faut en effectuer une quantification précise au laboratoire d'analyses médicales;

une biochimie sanguine sodium (natrémie)/potassium (kaliémie);

- à jeun: une **glycémie** (dosage du sucre dans le sang afin de dépister un diabète) et un **bilan lipidique** (cholestérol total, HDL cholestérol, c'est-à-dire bon cholestérol, triglycérides, calcul du LDL, c'est-à-dire mauvais cholestérol, afin d'estimer le risque cardiovasculaire);
- un **électrocardiogramme de repos**, afin de dépister certaines complications, en particulier l'hypertrophie ventriculaire gauche (voir «Quelles sont les complications de l'hypertension?», p. 57).

C'est le bilan minimal qui doit être proposé à tout patient hypertendu, mais on peut, selon les circonstances, y ajouter des examens supplémentaires:

- L'**échographie cardiaque** (ou écho-doppler cardiaque) permet de visualiser précisément la taille du muscle cardiaque et de le mesurer ainsi que l'épaisseur de ses parois, mais aussi d'observer les valves et de nombreux autres paramètres. Elle est indiquée chez l'hypertendu symptomatique (douleur thoracique, dyspnée d'effort, c'est-à-dire essoufflement) ou ayant un souffle cardiaque (un bruit surajouté aux bruits normaux du cœur quand on l'ausculte) ou en cas d'anomalie de l'électrocardiogramme.
- L'**électrocardiogramme à l'effort,** encore appelé épreuve d'effort, consiste à faire faire un effort au patient, sur un tapis roulant ou sur une bicyclette. Il permet de dépister les anomalies coronariennes (rétrécissement des artères coronaires). Parallèlement, le médecin qui fait passer l'épreuve d'effort prend aussi régulièrement la pression artérielle et peut ainsi décrire un profil tensionnel d'effort. Ce profil peut être normal ou anormal, mais il n'est pas fiable pour établir le diagnostic d'hypertension artérielle. Cet examen sera donc effectué surtout quand on suspecte une mala-

die coronarienne, soit parce qu'il existe une symptomatologie (des douleurs dans la poitrine survenant plutôt à l'effort), soit parce que le risque cardiovasculaire est particulièrement élevé (voir «Qu'est-ce que le risque cardiovasculaire global?» p. 43).

- Le **bilan ophtalmologique** avec réalisation d'un fond d'œil est parfois inclus, de manière systématique, dans certaines recommandations. Actuellement, on tend à le réserver aux patients diabétiques, le diabète lésant lui aussi des petits vaisseaux de la rétine, ou aux hypertensions artérielles sévères.

- Enfin, la recherche d'une cause d'hypertension artérielle implique parfois de réaliser une **échographie rénale avec doppler des artères rénales**.

8 ▸ QUELLES SONT LES COMPLICATIONS DE L'HYPERTENSION ?

Pour comprendre le mécanisme des différentes complications de l'hypertension artérielle (HTA), il faut savoir qu'avec les autres facteurs de risque elle est génératrice de plaques d'athérome (voir p. 59) situées à l'intérieur de la paroi des artères.

L'athérome est une substance constituée essentiellement de **cholestérol** qui se dépose en plaques. Ces plaques peuvent atteindre pratiquement toutes les artères de l'organisme, et entraîner des maladies en fonction de l'organe concerné.

L'HTA altère les artères et les organes auxquels celles-ci se destinent, et en particulier le cerveau, le cœur et les reins.

QUELS ORGANES ALTÈRE-T-ELLE ?

L'HTA altère les **artères** et les **organes** auxquels celles-ci se destinent, et en particulier le cerveau, le cœur et les reins.

Accident
cérébral (AVC)

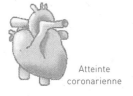

Atteinte
coronarienne

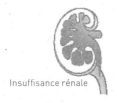

Insuffisance rénale

Altération
rétinienne

**LES COMPLICATIONS
DE L'HYPERTENSION**

LE CERVEAU

C'est l'organe le plus souvent atteint par l'hypertension artérielle, et c'est le siège de la complication que connaissent le mieux les patients (et qu'ils redoutent le plus) : l'**accident vasculaire cérébral (AVC)**. C'est aussi le plus effrayant : « Docteur, je n'ai pas envie de finir dans une chaise roulante » est la phrase la plus souvent entendue lorsque l'on aborde ce sujet.

Il existe deux grands types d'accident vasculaire cérébral :

- l'**AVC hémorragique** (provoqué par un saignement) souvent grave et laissant des séquelles importantes ; il est heureusement assez rare (moins de 5 % des cas) ;
- l'**AVC ischémique,** provoqué par l'obstruction d'un petit vaisseau à l'intérieur même du cerveau. S'il disparaît en moins de 24 heures, on parle d'AVC transitoire (AIT pour accident ischémique transitoire). Sinon, il ne régresse que beaucoup plus lentement sur plusieurs mois, voire sur plusieurs années ou pas du tout.

La survenue d'un AIT est un signe d'alerte extrêmement important, car il est annonciateur d'un AVC véritable, mais parfois aussi d'une autre complication de l'hypertension artérielle (par exemple, un infarctus du myocarde).

Rappelons que ces complications surviennent après plusieurs années d'évolution d'une hypertension artérielle mal ou non traitée et que, contrairement à ce que l'on imagine le plus souvent, elles ne sont pas du tout la conséquence d'une poussée tensionnelle (voir p. 100), mais bien d'une HTA ancienne installée (parfois déstabilisée ou insuffisamment traitée).

De nombreux patients consultent souvent par crainte d'avoir un accident vasculaire cérébral, en particulier hémorragique, tout simplement parce qu'on leur a « retrouvé » une pression artérielle à 200 et qu'ils ont peur « qu'un vaisseau claque dans leur cerveau ». Il suffit alors de savoir qu'à chaque effort la pression artérielle monte à ce niveau, voire plus, et que, bien heureusement, un vaisseau ne « claque » pas dès que l'être humain est dans ces zones de pression artérielle.

Ces complications surviennent après plusieurs années d'évolution d'une hypertension artérielle mal ou non traitée.

Les plaques d'athérome peuvent ainsi se déposer sur les **artères carotides,** grosses artères situées dans le cou et qui amènent l'oxygène au cerveau lui-même. Elles peuvent soit se rétrécir, soit s'obstruer complètement, soit être le point de départ de petits fragments de plaques ou de caillots, créant là encore par ces différents mécanismes un accident vasculaire cérébral.

LE CŒUR

Celui-ci peut être atteint de plusieurs manières. Le muscle lui-même, appelé *myocarde,* peut être touché. Celui du ventricule gauche, qui assure la fonction pompe du cœur, est obligé de travailler plus pour éjecter le sang dans l'aorte, en raison de la pression artérielle qui y règne et qui y est plus élevée que d'habitude.

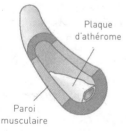

Plaque d'athérome

Paroi musculaire

Comme tout muscle, comme il travaille davantage, le myocarde se renforce, les cellules myocardiques s'épaississent et se multiplient, mais de manière anormale, alors que chez le sportif cette augmentation de taille du muscle ne pose pas de problème.

Cette anomalie est appelée *hypertrophie ventriculaire gauche* (HVG). Elle augmente le risque de troubles du rythme du cœur, de mort subite ; à long terme, après s'être épaissi, le muscle se fatigue et peut alors survenir une insuffisance cardiaque.

L'insuffisance cardiaque est la complication cardiaque finale de toute maladie cardiovasculaire, dont l'HTA, mais aussi des maladies coronariennes et valvulaires, gênant le travail du cœur. Il existe des symptômes de fatigue chronique du cœur, comme un essoufflement (dyspnée), survenant à l'effort, ou de fatigue aiguë, dyspnée survenant brutalement la nuit; c'est l'œdème aigu du poumon. (Dans l'œdème aigu du poumon, le sang n'est plus éjecté normalement, la pression augmente dans le cœur, puis en amont, jusque dans les vaisseaux qui relient le cœur aux poumons, puis dans les minuscules vaisseaux pulmonaires, appelés capillaires; le plasma sort alors des capillaires vers les alvéoles pulmonaires où, normalement, il n'y a que de l'air.)

Cette complication se dépiste en effectuant un **électrocardiogramme** dans un premier temps, mais aussi et surtout un **écho-doppler cardiaque**.

Les artères du cœur, appelées **artères coronaires,** peuvent elles aussi se rétrécir, par la constitution des plaques d'athérome (voir p. 59) sur leur paroi.

Quand une plaque obstrue la lumière (l'intérieur) de l'artère, mais sans la boucher complètement, le patient ressent des douleurs assez typiques, qui se manifestent à l'effort dans la poitrine (barre horizontale constrictive): le geste du patient (les deux mains qui serrent la poitrine) est le plus souvent très éloquent. La douleur monte parfois jusque dans les bras ou les mâchoires. On appelle ces douleurs angine ou **angor**.

Lorsqu'une plaque se rompt et que la coronaire s'obstrue complètement, le myocarde ne reçoit plus du tout de sang, et donc d'oxygène, et il souffre de manière aiguë, le plus souvent au repos; certaines de ses cellules se nécrosent, elles meurent, c'est l'**infarctus du myocarde.**

Le patient ressent alors la douleur décrite plus haut, mais qui survient le plus souvent au repos, la nuit ou au petit matin, et elle est beaucoup plus intense.

Cette complication se dépiste en effectuant un **électrocardio-gramme à l'effort**, parfois couplé à une **scintigraphie myocardique** (au maximum d'une épreuve d'effort, on injecte un produit radioactif, le thallium le plus souvent, qui va se fixer sur le myocarde et on peut, en recueillant des images du myocarde, voir si le traceur a bien été amené par les coronaires à toutes les parties du muscle).

LES REINS

Cette complication est souvent oubliée, en raison de la difficulté à la dépister. En effet, un patient ne se plaint jamais d'avoir un rein moins bien vascularisé.

Quand les petits vaisseaux à l'intérieur même du rein sont atteints, l'organe fonctionne moins bien, c'est-à-dire qu'il filtre plus mal le sang. Cette atteinte s'appelle **néphroangiosclérose** et sa conséquence en est l'**insuffisance rénale** (c'est-à-dire l'altération de la fonction des reins).

Cette insuffisance rénale se mesure par le dosage de la **créatininémie** (voir p. 53) ; l'hypertendu doit faire une prise de sang simple au moins une fois par an.

C'est ce qu'autrefois on appelait mesurer l'urée, un dosage que l'on voit encore apparaître sur les résultats d'analyses biologiques, puisque les machines continuent à le faire, mais sans que le médecin s'en serve réellement en pratique courante, puisque l'urée varie énormément en fonction de la quantité de protéines que l'on a mangées la veille du dosage.

Vraisemblablement, dans un futur proche, le dosage de la créatinine sera lui aussi remplacé par le dosage d'une autre substance plus fiable. En effet, pour une même concentration sanguine de créatinine, en fonction de l'âge, du poids et du sexe, le patient peut avoir une fonction rénale tout à fait normale ou très altérée. C'est pourquoi, normalement, soit le laboratoire où vous faites l'examen, soit votre médecin, doit calculer ce que votre rein filtre exactement par minute ; c'est la **clairance de la créatinine.**

Les gros vaisseaux du rein eux-mêmes peuvent se rétrécir, et on parle alors de **sténose de l'artère rénale,** un rétrécissement du calibre de l'artère rénale, qui survient la plupart du temps sans symptômes particuliers, mais que le médecin doit savoir rechercher dans certaines circonstances, par exemple devant une hypertension artérielle particulièrement difficile à traiter ou devant un patient chez qui la fonction rénale s'altère significativement.

Parfois, un rétrécissement est responsable d'un souffle audible en auscultant le trajet des artères rénales situées de part et d'autre de l'ombilic (c'est un geste que le médecin doit faire régulièrement lors de l'examen d'un hypertendu).

Il faut noter que, depuis plusieurs années, sont apparues deux classes de médicaments qui protègent plus électivement le rein que d'autres classes de médicaments, les inhibiteurs de l'enzyme de conversion, appelés IEC, et les antagonistes des récepteurs à l'angiotensine 2, appelés AA2 (voir p. 76 et 77).

LES AUTRES VAISSEAUX

L'aorte est la plus grosse artère de l'organisme, dont la taille est environ celle d'une pièce de 1 $. Dans de rares cas, sa paroi peut se déchirer mais pas complètement. Le sang s'engouffre alors dans cette petite brèche et la pression qui y règne continue à agrandir progressivement, à l'intérieur même de la paroi de l'artère, un second canal parallèle à l'intérieur de l'artère elle-même, appelé faux chenal. Cette maladie, appelée **dissection aortique**, apparaît brutalement et se manifeste par une violente douleur thoracique ressemblant à un infarctus du myocarde. Elle doit être traitée la plupart du temps chirurgicalement en extrême urgence ; son pronostic est très sombre.

Toutes les artères peuvent aussi être le siège de plaques d'athérome, qui fragilisent leur paroi (voir p. 59) ; celle-ci peut alors perdre son parallélisme, avec apparition d'une poche appelée **anévrisme** (ou ectasie).

Ces anévrismes sont la plupart du temps amenés inexorablement à grossir, puis à se rompre. C'est pourquoi, quand on en découvre un, il faut soit l'opérer d'emblée, soit le surveiller afin d'intervenir au meilleur moment (il existe des critères très précis que connaissent les médecins).

LES MEMBRES INFÉRIEURS

Les artères irriguant les muscles des jambes peuvent elles aussi se rétrécir : c'est l'**artérite oblitérante des membres inférieurs,** caractérisée par une douleur assez typique, siégeant le plus souvent dans le mollet, survenant à l'effort et chaque fois pour un même effort, contraignant le patient à s'arrêter : c'est la **claudication intermittente.** En fait, le facteur de risque principal de cette atteinte est le tabagisme plus que l'HTA.

Le facteur de risque principal de l'atteinte des membres inférieurs est le tabagisme plus que l'HTA.

L'ŒIL

Les artères de l'œil peuvent elles aussi s'altérer, et un bilan ophtalmologique, avec pratique d'un fond d'œil, sera proposé régulièrement à la recherche d'une **rétinopathie hypertensive** (maladie des petits vaisseaux de la rétine).

Il convient de signaler le cas particulier du **diabète** dont l'association avec l'hypertension multiplie le risque de complications (les mêmes que celles citées précédemment, et auxquelles s'ajoutent des **atteintes neurologiques, cutanées** et **des pieds**).

Les complications de l'hypertension artérielle sont donc nombreuses et extrêmement graves, puisqu'elles menacent la vie du patient ou sa qualité de vie, mais le traitement permet de les éviter dans la grande majorité des cas.

COMMENT ÇA MARCHE ?

1 > QUAND DOIS-JE ME FAIRE TRAITER?

On pourrait répondre à cette question, tout simplement, par : «Quand les chiffres de tension sont trop élevés.» Mais la réponse est malheureusement un peu plus complexe.

En tout premier lieu, la question du traitement ne se pose que si votre médecin est certain qu'il existe une hypertension artérielle (HTA) permanente et que son bilan complet a été fait. En second lieu, *il faut* que le bénéfice attendu du traitement soit suffisant, c'est-à-dire *que le risque cardiovasculaire soit suffisamment élevé.*

La question du traitement ne se pose que si votre médecin est certain qu'il existe une hypertension artérielle permanente.

Quand le risque cardiovasculaire le justifie, on vous prescrit un traitement le plus souvent en fonction du niveau des chiffres de pression artérielle, l'hypertension débutant pour des valeurs à 140/90. Les modalités du traitement (dans certains cas limitées à de simples mesures hygiéno-diététiques) diffèrent selon la sévérité de l'hypertension artérielle. Quand celle-ci

LA DÉTERMINATION DU RISQUE CARDIO-VASCULAIRE

Avoir 160/90 n'a pas la même signification pour une jeune femme de __ __ ___ ___ __ __ facteurs de risque, que pour un homme de 70 ans.

On peut le prouver en utilisant l'équation de Framingham (voir p. 44). Pour les mêmes facteurs de risque : la jeune femme et l'homme ont tous deux 160/90, un cholestérol total à 5,95 mmol/l, un HDL cholestérol (le bon) à 1,16 mmol/l, pas de diabète, ne fument pas et ont un électrocardiogramme normal ; la jeune femme a un risque de faire un événement cardiovasculaire dans les dix ans à venir de 0,7 % (pour un risque idéal – le risque constaté dans une population dont toutes les valeurs sont normales – à 0,2 %) et l'homme de 34,5 % (pour un risque idéal à 18,6 %). Le risque global de la jeune femme est donc très faible, et une intervention thérapeutique sera presque sans effet sur son risque cardiovasculaire. Pour l'homme, la baisse du risque induit par le traitement de son HTA sera majeure, tant son risque global est élevé (1 probabilité sur 3 environ) de faire un événement cardiovasculaire dans les dix ans.

est qualifiée de «limite» (entre 140/90 et 150/100), vous pouvez vous contenter de suivre les règles hygiéno-diététiques (voir p. 69). Quand elle est sévère, un traitement médicamenteux sera instauré rapidement. Enfin, quand elle est comprise entre 140/90 et 180/110, on peut prendre le temps de confirmer la permanence de l'hypertension artérielle, en particulier par la répétition des mesures. Cependant, à mon sens, le mieux est de recourir à une MAPA (voir p. 29). Le médecin adaptera le traitement médicamenteux en fonction des chiffres retrouvés en consultation mais, dans l'idéal, par une automesure tensionnelle à domicile, et ce, dans un délai de un à six mois.

Le traitement est prescrit à vie, mais ce n'est pas lui qui induit une dépendance. Il est toujours possible de l'arrêter ; dans ce cas, le risque cardiovasculaire augmente à nouveau. **Le traitement des autres facteurs de risques cardiovasculaires est impératif.**

2 › QUEL TRAITEMENT DOIS-JE PRENDRE ?

e traitement comprend toujours une modification du mode de vie, appelé règles hygiéno-diététiques. Le traitement médicamenteux éventuel doit être instauré, en commençant par le plus simple.

LES RÈGLES HYGIÉNO-DIÉTÉTIQUES

Il faut préférer ce terme à régime, ce dernier ayant forcément une connotation réductrice et privative, souvent mal vécue par le patient, qui va avoir tendance à s'en écarter, voire à le négliger totalement.

Il ne faut pas que ces règles soient trop strictes, car alors totalement inadaptées à la vie courante, chez un patient le plus souvent actif ou ne vivant pas confiné dans une chambre hospitalière.

Ces mesures sont toutefois recommandées chez tous les patients hypertendus, quel que soit leur niveau tensionnel, quel que soit le traitement médicamenteux entrepris.

Le régime sans sel

Le sel (chlorure de sodium) n'existe pas dans l'organisme sous forme de cristal (ce qui est dans notre salière) et ne se trouve que sous forme dissoute dans l'eau. C'est cette quantité d'eau et de sel qui fait monter la tension.

Historiquement, nous mangeons salé, car c'est dans le sel qu'étaient conservés les aliments avant l'apparition des réfrigérateurs. Nous avons donc gardé l'habitude d'une alimentation salée, d'autant plus que le sel est un excellent exhausteur de goût, peu coûteux.

Plutôt que de parler d'un régime sans sel, on conseille un régime peu salé en essayant d'identifier quel type de comportement chaque patient peut avoir en fonction de son tempérament. En effet, certains patients sont si «obéissants» que plus un gramme de sel n'entrera dans leur maison! Ils iront même jusqu'à faire confectionner par leur boulanger un pain spécial sans sel et ne se permettent pas d'ajouter ne serait-ce qu'une pincée de sel dans leur soupe, leurs pâtes et leur riz. Ils se rendent ainsi la vie extrêmement difficile, voire dangereuse en cas de canicule ou de traitement diurétique puissant associé, puisqu'ils risquent alors de manquer de sel! D'autres vont avoir l'impression de faire un énorme effort en ne resalant pas systématiquement, sans même les avoir goûtés, les plats qu'on leur présente.

Le but recherché par le corps médical est d'essayer d'amener un patient hypertendu à ne pas consommer plus de **6 g de sel** quotidiennement, ce qui représente schématiquement environ six petits sachets tels que ceux que l'on peut trouver dans les avions, par exemple. En pratique, il est extrêmement difficile de doser 6 g de sel! Je conseille souvent à mes patients de supprimer soit l'addition de sel pendant la préparation de la cuisine, soit la salière sur la table.

Au Québec, schématiquement, on retrouve surtout du sel dans les quatre familles d'aliments suivantes: le pain, le fromage, la charcuterie et la soupe. On le trouve, en particulier, dans tous les produits en conserve, contrairement aux produits surgelés qui ne le sont pas ou peu, dans les charcuteries, puisque c'est la présence même de sel qui permet leur conservation, dans le pain, et on sait qu'il va falloir, en accord avec les boulangers, faire diminuer la quantité de sel contenue dans cet aliment (ce qu'il est possible de faire sans en changer le goût), dans les biscuits sucrés du commerce (le sel étant un puissant exhausteur de goût, les industriels ne se privent pas de mettre plus que la pincée recommandée dans les recettes de nos grands-mères !).

LA PERTE DE POIDS

Même si les relations entre surcharge pondérale et hypertension artérielle ne sont pas évidentes (l'augmentation de la pression arté-rielle, et donc du travail cardiaque, est vraisemblablement due à une augmentation des besoins circulatoires et aux troubles métaboliques induits), on a pu établir que la perte de poids était bénéfique sur les chiffres de pression artérielle.

Quand le patient est en surcharge pondérale, il doit essayer de perdre 10 % de son poids initial et, au mieux, d'atteindre un indice de masse corporelle (IMC) inférieur à 25 kg/m^2 (voir p. 72).

LA PRATIQUE D'UNE ACTIVITÉ PHYSIQUE RÉGULIÈRE

Dans une population sédentaire, le risque d'appa-rition d'une HTA est augmenté de 20 à 50 %. En outre, la perte de poids entraînée par l'exercice physique favorise, elle aussi, la baisse tension-nelle. L'activité physique fait partie de la prise en charge de tous les patients hypertendus. Il faut bien sûr l'adapter aux possibilités physiques et professionnelles de chacun, sachant que rien dans notre société actuelle ne favorise une hausse de dépenses caloriques, sur le plan tant des horaires profession-nels que de l'utilisation de moyens de transport modernes. Il faut donc préférer, par exemple, la marche à la voiture tant dans son activité quo-tidienne que pour ses loisirs. Dans l'idéal, l'activité physique doit faire transpirer, c'est-à-dire qu'elle doit être assez soutenue, et durer au moins 30 minutes trois fois par semaine. *De nombreuses études ont démontré*

Dans une population sédentaire, le risque d'apparition d'une HTA est augmenté de 20 à 50 %.

Actuellement, la masse pondérale se mesure par l'IMC, initiales d'indice de masse corporelle (BMI Index).

L'IMC est la division du poids par le carré de la taille : **poids/(taille)²**, le poids étant exprimé en kilogrammes, la taille en mètre. La valeur normale de l'IMC est située entre 17 et 25 : au-dessous de 17, le sujet est maigre ; au-dessus de 25, on parle de surcharge pondérale, qualifiée d'obésité au-dessus de 31.

que l'exercice physique régulier abaissait la pression artérielle, à condition que l'exercice soit relativement modéré mais continu, et qu'il était préférable à d'autres exercices plus actifs et plus violents. Notons qu'il s'agit alors pour de nombreux patients de la reprise d'une activité physique, et qu'en fonction de leur risque cardiovasculaire (qui est la plupart du temps élevé) il devra y avoir une évaluation cardiologique coronarienne par un électrocardiogramme à l'effort.

LA LIMITATION DE L'APPORT DE BOISSONS ALCOOLISÉES

Il existe probablement un effet vasoconstricteur (qui resserre les artères) direct de l'alcool expliquant son effet hypertenseur. De plus, il est formellement prouvé que la consommation régulière d'alcool s'accompagne d'une augmentation de la pression artérielle et multiplie par 4 le risque d'accident vasculaire cérébral.

La consommation de boissons alcoolisées ne doit pas dépasser 2 verres de vin ou l'équivalent par jour chez l'homme et 1 verre de vin ou l'équivalent par jour chez la femme.

Le mode de consommation peut avoir tendance à se transformer dans nos sociétés : on peut ne plus boire pendant la semaine, mais consommer énormément le week-end. C'est la consommation alcoolique dite festive (on calcule le nombre de verres par semaine et non par jour : pas plus de 14 verres pour l'homme et 9 verres pour la femme).

L'ARRÊT DU TABAC

En dehors de tout risque cardiovasculaire surajouté (voir « Qu'est-ce que le risque cardiovasculaire global ? », p. 43), la nicotine elle-même a des effets hypertenseurs : la pression artérielle augmente dans les minutes qui suivent l'inhalation de fumée de cigarette et cet effet dure de 15 à 30 minutes, pour une seule cigarette. Je laisse au lecteur le soin d'imaginer l'effet d'un paquet de tabac quotidien.

L'arrêt du tabagisme diminue le risque vasculaire au-delà de la seule baisse de la pression artérielle, dans une proportion d'environ 40 %.

De plus, l'arrêt du tabagisme diminue le risque vasculaire au-delà de la seule baisse de la pression artérielle, dans une proportion d'environ 40 %.

UNE ALIMENTATION ÉQUILIBRÉE

Un régime alimentaire riche en légumes et en fruits, et pauvre en graisses d'origine animale, fait baisser la pression artérielle. Le régime DASH (pour *Dietary Approaches to Stop Hypertension*, c'est-à-dire approches diététiques pour stopper l'hypertension) consiste à réduire la consommation de graisses saturées et de cholestérol, à privilégier les aliments d'origine végétale, les légumes et les fruits frais, les céréales, les légumineuses, les fruits oléagineux, les produits laitiers écrémés ou demi-écrémés, la viande maigre, la volaille ou le poisson.

Toutes ces règles hygiéno-diététiques sont efficaces, et il a largement été démontré qu'elles l'étaient tout autant qu'un médicament unique, donné à doses normales. Cependant, leur efficacité a tendance à diminuer avec le temps, probablement parce que le patient s'épuise à suivre toutes ces règles qui ne lui ont malheureusement pas été inculquées dès le plus jeune âge... Elles sont toutefois indispensables et doivent accompagner tout traitement médicamenteux.

LE TRAITEMENT MÉDICAMENTEUX

Les médicaments sont indispensables dans l'immense majorité des cas d'hypertension artérielle. Le médecin décide de recourir à un traitement médicamenteux quand, après quelques mois de mesures hygiéno-diététiques bien suivies, ces règles restent sans effet sur les chiffres de pression artérielle, ce qui n'est pas rare. Pour les effets secondaires, voir p. 82.

l'explique souvent aux patients qu'en matière de traitement contre l'hypertension artérielle il s'agit de construire un mur contre l'hypertension, que chaque molécule est une brique de ce mur et que, souvent, il faut empiler différentes briques afin de construire un mur efficace et atteindre les chiffres tensionnels définis comme objectif.

Dans les lignes qui suivent, je décris les différentes classes thérapeutiques, c'est-à-dire les grandes familles de médicaments, puis je dis comment les associer de manière logique afin d'être le plus efficace possible.

Il faut tout d'abord savoir que chaque classe de médicaments a, à peu près, le même **pouvoir hypotenseur: de 10 à 15 mmHg pour la pression artérielle systolique, de 5 à 10 pour la pression artérielle diastolique** (même si certains agiront un peu plus dans tel ou tel cas particulier). Il est donc relativement facile de prédire le nombre de molécules dont on aura besoin, avant même de commencer un traitement, dès que l'on voit les résultats d'une automesure tensionnelle à domicile ou d'une mesure ambulatoire sur 24 heures (il suffit quasiment de diviser l'excès de pression artérielle, par rapport à 140/90, par 15 mmHg, pour obtenir le nombre de médicaments nécessaire).

Toutefois, dans l'état actuel de la réglementation, c'est-à-dire le libellé des autorisations de mise sur le marché des médicaments, il est obligatoire, à une exception près, de commencer un traitement par une seule molécule, les médicaments comprenant deux molécules ne devant être prescrits qu'en deuxième intention.

LES DIURÉTIQUES

C'est la plus ancienne classe de médicaments. Très utilisés depuis les années 1960, les diurétiques ne coûtent pas très cher, et sont recommandés en première intention par de nombreuses sociétés savantes, en particulier en Amérique du Nord. Ils ont prouvé leur efficacité tant sur les chiffres tensionnels que sur la réduction des événements cardio-vasculaires dans de nombreux essais cliniques.

Globalement, on peut dire qu'il existe plusieurs familles de diurétiques qui diffèrent selon leur mode d'action. Les diurétiques agis- *Il faut huit semaines pour qu'ils atteignent leur effet maximal.* sent en diminuant la charge de sel dans l'orga-nisme et en dilatant les vaisseaux; cet effet étant maximal en huit semaines. Il faut donc attendre ce délai pour juger de l'efficacité d'un traitement par diurétique.

Les différents types de diurétiques sont tous efficaces en une prise par jour. Aux doses prônées de nos jours, ils n'ont plus l'inconvé-nient de présenter un effet diurèse (effet par lequel le volume des urines augmente, faisant uriner plus souvent le patient).

Les molécules les plus courantes sont l'hydrochlorothiazide, la chlortalidone, l'indapamide, l'altizide, la spironolactone et le furosé-mide (ce dernier ne devrait plus être employé pour l'HTA, mais uni-quement pour l'insuffisance cardiaque, en raison de son effet diurèse trop marqué).

Ces molécules sont souvent associées à d'autres familles de mé-dicaments à l'intérieur d'une même gélule ou d'un même comprimé.

LES BÊTABLOQUANTS

C'est, en ancienneté, la deuxième catégorie de médicaments, elle aussi apparue au début des années 1960. Ces agents souffrent d'une très mauvaise réputation à cause de leurs effets secondaires (voir p. 83), probablement parce que ces derniers sont signalés abondam-ment dans la notice contenue dans la boîte, mais aussi relayés dans la presse féminine ou dite « de santé ».

Leur mode d'action semble *a priori* simple, puisqu'ils bloquent les effets de l'adrénaline, l'hormone du stress. En fait, le mécanisme d'action réel semble plus complexe et demeure très imprécis. La plu-part des bêtabloquants ralentissent la fréquence cardiaque, et c'est d'ailleurs un bon moyen pour le médecin de vérifier que le patient prend bien son traitement (tant que la fréquence cardiaque reste au-dessus de 40/min, il n'y a rien d'inquiétant, et il n'est pas utile d'appeler son médecin...).

Ces médicaments sont employés dans de nombreuses autres indications que l'hypertension artérielle : la maladie coronarienne (angine, post-infarctus) pour laquelle leur prescription est quasi constante, les troubles du rythme cardiaque (puisque ce sont aussi d'excellents anti-arythmiques), la maladie migraineuse, etc.

Reconnaître un bêtabloquant est assez simple, puisque *toutes les molécules se terminent par « ol »* dans la dénomination commune internationale (citons l'aténolol, le propranolol, le bisoprolol, le nébivolol, etc.).

Leur contre-indication majeure et absolue est l'asthme.

Leur effet secondaire le plus fréquent est une fatigue qui survient dans environ 5 % des cas.

Chez le patient coronarien, mais pas pour l'HTA, il ne faut absolument pas les interrompre brusquement puisque la maladie coronarienne pourrait reprendre de manière très aiguë et produire ce que l'on appelle un « effet rebond ».

LES INHIBITEURS DE L'ENZYME DE CONVERSION (IEC)

C'est une famille de médicaments dont la *propriété particulière est d'empêcher la formation d'une hormone appelée angiotensine 2.* L'angiotensine 2 est la substance la plus vasoconstrictrice de l'organisme, c'est-à-dire qui resserre les vaisseaux sanguins. Or, un resserrement des vaisseaux fait augmenter la pression à l'intérieur de ceux-ci.

Ils sont extrêmement bien tolérés, *leur effet secondaire principal étant la survenue d'une toux sèche ou d'une irritation laryngée* que l'on retrouve dans environ 2 à 10 % des cas (fréquence toutefois pas négligeable).

Ils induisent parfois une forme d'allergie particulière, appelée angiœdème ou œdème de Quincke, phénomène allergique à prendre très au sérieux.

Ils présentent l'intérêt suivant : *leur mode d'action leur confère un effet intrarénal spécifique et indépendant de l'abaissement tensionnel, qui contribue à protéger les reins des effets néfastes de l'hypertension artérielle.* Cet effet est appelé néphroprotection.

Ces médicaments sont aussi indiqués dans le traitement de l'insuffisance cardiaque.

Ils sont faciles à identifier, car *leur dénomination commune internationale se termine toujours par le suffixe «pril»* (citons le captopril, l'énalapril, le ramipril, le périndopril, etc.).

Quand un médecin prescrit ces agents, il doit faire effectuer une prise de sang quelques semaines après le début du traitement, afin de vérifier la créatininémie (la fonction rénale) et les électrolytes sanguins (sodium et potassium sanguins).

LES ANTAGONISTES DES RÉCEPTEURS À L'ANGIOTENSINE 2 (AA2)

Ces molécules sont la génération suivante des inhibiteurs de l'enzyme de conversion, c'est-à-dire qu'elles n'empêchent pas la production de l'angiotensine 2, mais prennent la place de celle-ci sur ses récepteurs.

Leur efficacité est comparable à celle des inhibiteurs de l'enzyme de conversion, de même que leurs indications et leurs précautions d'emploi. Ils sont donc eux aussi néphroprotecteurs.

En revanche, ils n'ont pratiquement pas d'effets secondaires, même si on a rapporté de rares cas de vertiges ainsi que d'allergies prenant alors une forme particulière appelée angiœdème ou œdème de Quincke.

Ils sont faciles à reconnaître, car *leur dénomination commune internationale se termine toujours par le suffixe «sartan».* Ils sont d'ailleurs parfois communément appelés les «sartans» (citons le losartan, l'irbésartan, le valsartan, l'éprosartan, le telmisartan, l'olmésartan, etc.).

LES INHIBITEURS DES CANAUX CALCIQUES

C'est une classe un peu disparate qui regroupe diverses «sous-familles» de molécules qui avaient été regroupées dans cette classe en raison de leur propriété commune qui est la suivante : bloquer le flux de calcium entrant dans une cellule, entraînant ainsi une vasodilatation.

Les molécules les plus répandues sont les dihydropyridines, faciles à reconnaître elles aussi car *leur dénomination commune internationale se termine toujours par le suffixe «pine»* (citons la lercanidipine, l'amlodipine, la nitrendipine, etc.).

Elles sont le plus souvent bien tolérées avec toutefois une survenue non négligeable d'œdèmes des membres inférieurs, proportionnelle à la posologie et à l'ancienneté des molécules. Parfois, les patients signalent une sensation de palpitations (sensation d'accélération de la fréquence cardiaque) et de chaleur du visage appelée «flushes».

Elles étaient aussi très utilisées dans les «poussées tensionnelles» (voir tout le mal que j'en pense dans «... et que j'ai fait une poussée de tension?», p. 100), mais, administrés sous la langue, elles faisaient baisser la tension bien trop rapidement et pouvaient être alors à l'origine d'accidents vasculaires cérébraux, par baisse trop brutale de la perfusion sanguine au cerveau (dans un épisode de la série *Urgences*, un externe apprend même à son «pas si vieux» patron cette nouvelle notion...).

En dehors des dihydropyridines, il existe deux autres molécules particulières appelées le diltiazem et le vérapamil qui ont, en outre, des effets cardiaques, avec ralentissement de la fréquence cardiaque, diminution de la force de contraction du cœur, diminution de la conduction électrique à l'intérieur du cœur, ce qui les rend plus difficiles à utiliser que leurs cousines.

LES ANTIHYPERTENSEURS CENTRAUX

Certaines molécules agissent directement sur les centres du cerveau qui contrôlent la pression artérielle (soit par une action sur le système sympathique, c'est-à-dire le système fonctionnant à l'adrénaline, qui est une hormone vasoconstrictrice, «resserrant les vaisseaux», soit par leur action spécifique sur des récepteurs intracérébraux).

Cette famille de médicaments regroupe des molécules anciennes, comme la clonidine, dont l'emploi était très délicat tant ses effets secondaires, en particulier neurologiques, étaient nombreux. Ces agents ont cependant longtemps été très employés.

Les molécules plus récentes sont maintenant bien tolérées et beaucoup plus faciles à employer (rilménidine, moxinidine).

LES ALPHABLOQUANTS

Comme leur nom l'indique, ils bloquent des récepteurs alpha particuliers situés sur des fibres nerveuses périphériques, entraînant ainsi une vasodilatation (élargissement des vaisseaux).

Ils sont plutôt bien tolérés, mais peuvent toutefois entraîner ce qu'on appelle une hypotension orthostatique, c'est-à-dire que la pression artérielle chute de manière très significative quand le patient passe de la position assise ou couchée à la position debout.

Ils sont facilement reconnaissables, car *leur dénomination commune internationale se termine toujours par le suffixe «sozine»* ; dans l'hypertension artérielle, seule la prasozine est employée.

Il faut signaler que cette catégorie de médicaments est très utilisée par les urologues dans le traitement de l'hypertrophie bénigne de la prostate.

Il est extrêmement important de noter que, dans l'un des rares essais cliniques ayant comparé différentes familles de médicaments entre elles, la branche qui utilisait les alphabloquants seuls a été interrompue prématurément en raison d'une surmortalité significative dans ce groupe. Ainsi donc, dans tous les cas, il est exclu de les utiliser en monothérapie de l'hypertension artérielle.

Il est exclu d'utiliser les alphabloquants en monothérapie de l'hypertension artérielle.

SI LES RÈGLES HYGIÉNO-DIÉTÉTIQUES NE SUFFISENT PAS… : QUEL MÉDICAMENT DOIS-JE PRENDRE ?

Quand il faut commencer la prise d'un médicament, tout médecin a le droit de choisir une molécule dans n'importe quelle classe d'antihypertenseurs parmi les cinq familles (bêtabloquants, diurétiques, inhibiteurs de l'enzyme de conversion, antagoniste des récepteurs à l'angiotensine 2, inhibiteurs calciques) qui ont toutes démontré un bénéfice dans la réduction de la survenue d'événements cardiovasculaires indésirables (ce qui n'est pas le cas des antihypertenseurs centraux et des alphablocants).

Toutefois, c'est la compétence du médecin et son expérience qui lui feront choisir la molécule la plus adaptée à chaque situation clinique.

Par exemple, pour un migraineux stressé, il sera plus logique de donner un bêtabloquant (famille qui fait partie du traitement de fond de la migraine, l'hormone du stress étant l'adrénaline), et un diabétique dont les reins auront plus tendance à s'abîmer se verra plus facilement prescrire un inhibiteur de l'enzyme de conversion ou un antagoniste des récepteurs à l'angiotensine 2.

Notons l'émergence d'une tendance relativement moderne, internationale, prônée par certaines écoles «d'hypertensiologie» qui sont très en faveur de la mise en route d'un traitement comprenant d'emblée deux molécules prescrites à demi-dose. Ainsi, chaque molécule étant moins dosée, elle aura moins d'effets secondaires ; étant au nombre de deux, elles seront plus efficaces qu'une seule, même prescrite à forte dose, par un effet que l'on appelle synergique (par exemple, quand une voiture est en panne, pour la déplacer en poussant, il vaut mieux être deux, quitte à pousser moins fort, que de s'escrimer tout seul à la faire bouger).

Environ 40 % seulement des patients sont parfaitement équilibrés avec un seul médicament ; ce qui signifie que 60 % des hypertendus auront besoin de deux médicaments ou plus. Certaines associations de médicaments sont plus efficaces que d'autres. Elles sont dites *synergiques*. On peut citer, par exemple :

- les bêtabloquants et les inhibiteurs calciques ;
- les IEC ou AA2 et les diurétiques ;
- les bêtabloquants et les diurétiques ;
- les inhibiteurs calciques et les IEC.

Environ 40 % seulement des patients sont parfaitement équilibrés avec un seul médicament.

Ces associations sont d'ailleurs préalablement faites dans une même gélule, rendant l'observance plus simple pour le patient.

Vous trouverez ci-dessous le schéma thérapeutique le plus récent publié par la société de cardiologie anglaise, et qui me semble intéressant :

A = IEC ou AA2
B = bêtabloquants
C = inhibiteurs calciques
D = diurétiques
autres = antihypertenseurs centraux ou alphabloquants

âge < 55 ans	âge > 55 ans (ou sujet noir)
Prescrire : A	C ou D
Puis : A + C	C ou D + A
Puis : A + C + D	
Puis : A + C + D à doses plus fortes (ou + B ou + alpha)	

Ce schéma présente l'intérêt de prendre en compte la controverse concernant les molécules potentiellement «diabétogènes» (diurétiques et bêtabloquants qui peuvent augmenter la concentration de sucre dans le sang), et qui sont ici proposées plus tard que les autres molécules.

MON MÉDICAMENT PEUT-IL AVOIR DES EFFETS SECONDAIRES INDÉSIRABLES?

Tous les médicaments qui sont actifs peuvent avoir des effets secondaires indésirables et il revient au médecin de prescrire celui ou ceux qui seront le moins susceptibles d'en provoquer. Toutefois, il est très difficile de prévoir qu'un traitement aura, ou non, des effets indésirables. L'attitude la plus logique est la suivante : lorsque le patient commence un traitement, s'il ressent des symptômes nouveaux, il ne doit pas hésiter à le signaler au médecin, qui, en retour, ne doit pas hésiter à changer de médicament.

Les effets secondaires des médicaments sont très rares.

Le but recherché est que le patient hypertendu se sente exactement comme avant, avec la prise d'un comprimé quotidien qu'il aura complètement oublié une fois pris.

Je termine toujours la consultation en disant que les effets secondaires des médicaments sont, en fait, très rares, et que, même dans les symptômes fréquents qui concernent de 5 à 10 % des patients, cela signifie quand même que de 90 à 95 % n'en présenteront pas.

Certains médicaments ont mauvaise... presse !, notamment parce que cités dans de nombreuses revues de vulgarisation qui ont probablement contribué à propager beaucoup d'idées reçues. Il faut signaler aussi et surtout la mauvaise présentation des effets secondaires dans les « feuillets » contenus dans les boîtes de médicaments. En effet, les symptômes des effets secondaires y sont le plus souvent énumérés « en vrac », sans précision réelle sur leur fréquence et leur gravité.

La présentation moderne, qui n'est pas systématiquement employée, consiste à proposer un tableau citant la fréquence de survenue de tous les effets secondaires rapportés, classés en deux colonnes, l'une pour le médicament, l'autre pour le placebo, la comparaison permettant de se faire une idée réelle de la possibilité de rattacher tel ou tel symptôme à la molécule en question.

Voyons maintenant quels sont les effets secondaires des principales classes de médicaments.

LES EFFETS SECONDAIRES DES BÊTABLOQUANTS

L'effet secondaire le plus fréquent des bêtabloquants est la **fatigue,** survenant chez environ 5% des patients qui reçoivent ce traitement.

L'autre effet secondaire le plus souvent rapporté est l'**impuissance** ou la **baisse de puissance sexuelle** (troubles de l'érection) chez l'homme (mais uniquement pour 0,2% des patients). Le problème est que le patient a très souvent connaissance de cet effet secondaire, avant même la prescription, par la lecture, par exemple, d'une revue («Ah docteur, j'espère que vous n'allez pas me prescrire des bêtabloquants!») ou de la notice explicative accompagnant le médicament.

La seule contre-indication absolue du traitement bêtabloquant est l'asthme.

Toutefois, ces effets secondaires deviennent de plus en plus rares depuis l'apparition de molécules plus modernes, dotées d'une propriété particulière, dite de cardiosélectivité, qui les rend surtout actives au niveau du cœur et non ailleurs.

Un petit essai clinique a d'ailleurs rapporté la différence d'apparition de l'impuissance en fonction de la connaissance ou non par le patient de ce qu'il prenait : dans un premier groupe, le médecin prescrivait au patient un traitement sans en préciser la nature ; dans le deuxième groupe, le médecin l'informait qu'il s'agissait d'un bêtabloquant ; dans le troisième groupe, le médecin annonçait non seulement qu'il s'agissait de bêtabloquants, mais prévenait aussi des éventuels problèmes sexuels qu'ils pouvaient provoquer. Bien sûr, le pourcentage d'apparition de l'effet secondaire a été extrêmement différent en fonction des groupes, croissant en fonction de l'information qui avait été donnée au patient.

Les effets secondaires des inhibiteurs des canaux calciques

Ce traitement est dans la grande majorité des cas extrêmement bien toléré, mais ces médicaments peuvent faire apparaître des **œdèmes des membres inférieurs** parfois gênants (il ne faut pas les confondre avec les œdèmes de l'insuffisance cardiaque), des «flushes» (sensations de chaleur diffuse ou prédominante au visage), survenant de quelques minutes à quelques heures après la prise du médicament.

Ces œdèmes ne réagissent pas, ou réagissent mal, à la prise de diurétiques, contrairement à ceux de l'insuffisance cardiaque.

Ici aussi, plus ces molécules sont modernes et moins les effets secondaires sont fréquents.

Notons le cas particulier du vérapamil, formidable molécule, mais qui constipe parfois formidablement aussi.

Les effets secondaires des diurétiques

Il est exceptionnel que le patient se plaigne d'un **effet diurèse** (c'est-à-dire d'aller trop uriner), car, aux doses employées, cet effet est extrêmement modeste.

Chez l'homme, il peut exister un **effet sur les fonctions sexuelles** comme pour les bêtabloquants.

Les effets secondaires les plus fréquents sont biologiques, en particulier la perte de potassium (**hypokaliémie**) et la perte de sodium (**hyponatrémie**), toutes deux survenant le plus souvent avec l'administration de fortes doses de diurétiques et nécessitant donc une surveillance biologique, en règle générale 15 jours après la mise en route d'un tel traitement, puis une à deux fois par an lors d'un bilan biologique de routine.

De plus, en cas de variations climatiques nettes telle une canicule, la déshydratation entraînée par la chaleur ambiante combinée à la prescription de diurétiques peut avoir des répercussions importantes.

Le médecin doit donc prévenir son patient de diviser son traitement par deux, spontanément, dans une telle situation, sans qu'il ait besoin de le recontacter chaque fois.

LES EFFETS SECONDAIRES DES INHIBITEURS DE L'ENZYME DE CONVERSION

L'effet secondaire le plus fréquent et non négligeable (de 2 à 10 % en fonction des molécules) est la **toux** qui apparaît de manière progressive, accompagnée d'une sensation d'irritation laryngée.

À noter une forme grave et rare d'allergie appelée **angiœdème** ou œdème de Quincke (voir p. 76).

Comme pour les diurétiques, quelques semaines après l'initiation du traitement, il faut contrôler le sodium, le potassium et la fonction rénale (même si ces médicaments sont protecteurs de cette fonction rénale), à une reprise, puis une à deux fois par an.

LES EFFETS SECONDAIRES DES ANTAGONISTES DES RÉCEPTEURS À L'ANGIOTENSINE 2

Ils sont très proches des inhibiteurs de l'enzyme de conversion, mais *n'engendrent pas de toux*. Il existe une idée reçue, propagée parfois par les médecins, selon laquelle ces molécules font tousser : en fait, elles sont très souvent prescrites après un inhibiteur de l'enzyme de conversion qui faisait tousser, et quand la toux réapparaît, il s'agit le plus souvent d'une rémanence de l'ancien traitement. Ces médicaments nécessitent la même surveillance biologique que les inhibiteurs de l'enzyme de conversion.

LES EFFETS SECONDAIRES DES ALPHABLOQUANTS

Ces médicaments ne sont plus prescrits ou ne doivent plus être prescrits qu'en quatrième ou cinquième intention, car il semble qu'ils majorent le nombre d'événements cardiovasculaires quand ils sont prescrits seuls.

Leur principal effet secondaire est une **hypotension orthostatique** apparaissant le plus souvent chez la personne âgée, et qu'il faudra donc systématiquement rechercher en prenant la tension en position couchée, puis debout.

Ces médicaments ne sont plus prescrits ou ne doivent plus être prescrits.

LA PHARMACO-VIGILANCE

Quand un médicament est mis sur le marché, il est nécessaire de suivre sa tolérance et ses effets secondaires. Cette procédure s'appelle la pharmacovigilance. Elle est organisée par des instances officielles et par le laboratoire qui commercialise le médicament.

LES EFFETS SECONDAIRES DES ANTIHYPERTENSEURS CENTRAUX

Les anciennes molécules ne sont quasiment plus prescrites, car elles sont devenues obsolètes, leurs risques étant excessifs par rapport à leurs bénéfices (mauvais rapport bénéfice/risque). Elles font bien baisser la tension, mais provoquent trop d'effets secondaires, en particulier neurologiques.

Les **nouvelles molécules** sont, en règle générale, bien tolérées, avec de *rares effets secondaires neurologiques modérés* (somnolence, fatigue, troubles du sommeil).

QUE SE PASSERA-T-IL SI JE NE PRENDS PAS BIEN MON TRAITEMENT ?

En médecine, le fait de «bien» prendre son traitement s'appelle l'**observance** et elle n'est pas si parfaite que les médecins le voudraient (dans le mot ordonnance, on entend «ordre»!).

Mon père, qui souffrait d'une hypertension très sévère et que j'ai toujours vu transporter des tas de «boîtes blanches avec un numéro dessus», participait à de nombreux essais cliniques. Un jour, alors que je lui assurais qu'environ la moitié seulement des patients prenait bien leur traitement, il me répondit: «Il faut vraiment être idiot. Ça, c'est quelque chose que je ne ferai jamais! Moi, je prends toujours bien mon traitement. Tu m'entends? À la lettre! À part le petit comprimé bleu, j'ai l'impression qu'il me fatigue, et le blanc, parce que j'ai du mal à le casser, parce que de toute manière un entier, ça fait trop...»

Ne pas prendre son traitement contre l'HTA n'est pas si grave puisque celle-ci n'est pas une maladie, mais un facteur de risque.

Le patient ne s'expose donc pas à des conséquences immédiates fâcheuses, contrairement à un sujet qui ne prendrait pas un traitement antibiotique et qui risquerait de voir revenir sa maladie infectieuse, même de rendre la bactérie en cause résistante au traitement initial. Dans le cadre de l'HTA, ne pas prendre ses médicaments expose tout simplement à ne pas être protégé contre ses complications, notamment cardiovasculaires, et on sait que ce risque se compte en années, voire en dizaine d'années.

Le seul risque à court terme serait celui de la réapparition des maux de tête et, rarement, *celui de voir son HTA s'accélérer et devenir très sévère.*

Du point de vue du médecin – et cette question est souvent posée dans de nombreux congrès internationaux –, le sentiment est souvent que le patient fait preuve de mauvaise volonté, car, entend-on : « Il n'est pas très difficile de prendre un à deux comprimés par jour ! »

Mais si on se place du côté du patient, on peut identifier deux catégories de problèmes :

- le patient ne prend pas son traitement parce qu'il a peur d'un effet secondaire ou parce que celui-ci est déjà apparu. Le rôle du médecin consiste alors à modifier le traitement afin de le rendre agréable pour le patient ;
- le patient n'est pas convaincu de la nécessité de prendre son traitement. Il s'agit alors plutôt de problèmes de communication.

Les quelques éléments d'explications suivants vous éclaireront sur la relation patient-soignant. Il y a quelques années, dans le cadre d'une enquête (duo HTA), un classement a réparti les médecins en différentes catégories, à partir d'un questionnaire rempli par le médecin lui-même mais aussi et surtout par ses propres patients. Les catégories de personnalité proposées étaient des médecins dits « paternalistes », « autoritaires », etc., considérant que l'HTA était une affection d'évolution fluctuante, dramatisée, mal comprise par les patients, non gratifiante pour les médecins, etc. Certains médecins étaient tout simplement dits «motivés». Cette dernière catégorie ne représentait que 12% de l'ensemble des médecins; et 12%, c'est aussi environ la proportion des hypertendus bien équilibrés par leur traitement et donc probablement les plus observants: est-ce réellement un hasard?

Il y a donc des *médecins motivés*, mais il existe certainement aussi des *patients non observants*: le profil typique de l'hypertendu non observant est un homme, fumeur, d'âge moyen, de catégorie sociale plutôt défavorisée, consommateur de boissons alcoolisées; la non-observance, comme le tabagisme et la consommation de boissons, pouvant donc être favorisée par le milieu social...

QUE PEUVENT FAIRE LES MÉDECINS POUR AMÉLIORER L'OBSERVANCE?

À part se réunir pour se plaindre que les patients hypertendus ne prennent pas leur traitement..., les médecins peuvent certainement et préalablement *se motiver eux-mêmes* sur la prise en charge de l'HTA! Mais il est aussi possible de *motiver les patients*:

- en leur signifiant clairement les buts du traitement et en leur assurant que leurs médecins s'engagent à en éviter autant que possible les effets secondaires, condition indispensable à une bonne motivation;
- en leur prescrivant des traitements simples, de préférence à prise unique dans la journée (le matin ou le soir, en excluant les prises le midi qui sont souvent oubliées chez la personne active);
- en favorisant la mise en place de règles hygiéno-diététiques (voir p. 69);
- en les formant sur l'HTA et sa prise en charge, en particulier l'automesure à domicile (voir p. 31).

Comme pour toute affection nécessitant une prise en charge chronique, le couple médecin-malade et l'alliance ainsi constituée sont capitales. Il faut que ce duo se comprenne bien et sache que le but du traitement est de réduire la pression artérielle sans entraîner d'effets secondaires gênants. C'est pourquoi l'éducation, la bonne compréhension par le malade de sa maladie et de ses conséquences sont fondamentales.

Et le médecin doit lui aussi s'impliquer dans le choix d'un traitement qui doit rester le plus simple possible, et préciser : « Vous serez exactement la même personne avec simplement un comprimé de plus à prendre le matin et si vous ne l'êtes pas, dites-le-moi, on essaiera un autre traitement. »

EST-CE QUE JE DOIS ME FAIRE SUIVRE ?

Oui, bien sûr ! Comme toute « pathologie » chronique, l'hypertension artérielle doit être suivie et donc le patient qui en est atteint aussi...

Les **objectifs** du suivi de l'hypertension artérielle sont multiples :
- évaluer le niveau réel de pression artérielle afin d'y adapter le traitement ;
- rechercher les effets indésirables de ce traitement ;
- évaluer l'observance à ce traitement ;
- réévaluer régulièrement le niveau de risque cardiovasculaire ;
- surveiller l'apparition ou l'aggravation de complications.

Pour la Société québécoise d'hypertension artérielle, la fréquence du suivi dépend avant tout de la sévérité de l'hypertension artérielle initiale et du niveau de risque cardiovasculaire (voir p. 43).

La fréquence du suivi dépend avant tout de la sévérité de l'hypertension artérielle initiale et du niveau de risque cardiovasculaire.

Le patient est revu une fois par mois jusqu'à l'atteinte des valeurs cibles au cours de deux visites consécutives, puis une consultation est souhaitable tous les trois à six mois. Le bilan biologique à visée rénale, la mesure du taux de glycémie et le bilan lipidique seront faits une fois par an et un électrocardiogramme sera passé à tous les trois ans.

En fait, il s'agit d'une question de bon sens, la fréquence des visites devant être adaptée à chaque patient, c'est-à-dire à son niveau de risque vasculaire, à son observance, à son besoin d'avoir un contact avec son médecin, que ce soit avec son médecin traitant ou un autre : le médecin lui-même a un effet thérapeutique qui est parfois presque aussi important que les médicaments.

Dans tous les cas, même si l'on peut discuter des économies de santé et de leur nécessité (n'oublions pas qu'un patient observant et qui ne présente pas de complications coûte moins cher à la société), une surveillance une à deux fois par an au minimum semble indispensable, avec un contrôle biologique annuel.

QUE FAIRE QUAND... ?

... J'AI UNE HYPERTENSION ARTÉRIELLE...

Ce chapitre renvoie aux situations cliniques les plus fréquentes ou à celles qui peuvent poser des problèmes relativement courants, la plupart du temps en raison de la présence d'autres pathologies pouvant interférer avec l'hypertension artérielle ou d'autres situations particulières, pathologiques ou non.

... ET QUE JE SUIS DIABÉTIQUE ?

Le diabète se caractérise par une augmentation anormale du sucre dans le sang (cette concentration est appelée *glycémie*).

Il existe essentiellement deux grands types de diabète :

- le **diabète de type 1**, où le pancréas ne produit plus assez d'insuline, l'hormone qui fait baisser le sucre dans le sang, et qui apparaît la plupart du temps chez l'enfant ou l'adulte jeune ;

- le **diabète de type 2,** où il ne s'agit pas d'un défaut de production d'insuline par le pancréas, mais plutôt d'une production inadaptée de celle-ci et qui ne réussit pas à assouvir les besoins de l'organisme, en particulier à cause du véritable piège que constituent les cellules graisseuses quand elles sont très nombreuses. Dans le monde, et en raison d'un changement d'alimentation, le diabète de type 2 progresse comme une véritable épidémie, en particulier dans les couches de la population les plus défavorisées, avec une baisse progressive de l'âge d'apparition, puisqu'on en voit de plus en plus chez l'adulte jeune, voire chez l'enfant.

L'hypertension artérielle et le diabète ont tous deux le terrible privilège d'être considérés par les Américains comme des «tueurs silencieux» (voir p. 35). Ils ne donnent pas ou peu de signes cliniques et ils contribuent sans bruit à abîmer le système cardiovasculaire. En effet, les conséquences du diabète sont une atteinte des gros vaisseaux (macroangiopathie) ou des petits vaisseaux (microangiopathie). Ces deux facteurs de risque ne font pas qu'additionner leurs effets néfastes sur le risque cardiovasculaire, ils le multiplient (voir «Quelles sont les complications de l'hypertension?», p. 57).

C'est pourquoi les différentes sociétés savantes internationales ont baissé l'objectif tensionnel souhaitable chez un diabétique à moins de 130/80, à savoir plus bas que les 140/90 habituels.

Rappelons aussi que certains médicaments ont été bien étudiés dans le cadre de la protection de rein du diabétique et doivent être préférés au cours de cette maladie, en particulier les inhibiteurs de l'enzyme de conversion et les antagonistes des récepteurs à l'angiotensine 2. À l'inverse, bêtabloquants et diurétiques sont plutôt à prescrire en dernière intention, en raison de leur possible interférence avec la glycémie.

... ET QUE JE SUIS ENCEINTE ?

La grossesse ne constitue pas un état pathologique, mais physiologique. En revanche, son association avec une hypertension artérielle peut être particulièrement inquiétante pour la santé tant du bébé que de la mère. Peut-être encore plus que d'habitude, il est extrêmement important d'insister sur la difficulté à établir un diagnostic certain d'hypertension artérielle chez la femme enceinte, en s'aidant d'une mesure ambulatoire de la pression artérielle ou d'une période d'automesure tensionnelle à domicile. Il n'est pas rare que, dans le doute, je prête à la patiente, pour toute la durée de la grossesse, un appareil d'automesure.

Au cours de la grossesse, on retrouve une hypertension artérielle dans 10 à 15 % des cas. Toutefois, l'apparition d'une complication grave n'est rapportée que chez 15 à 20 % des femmes hypertendues, mais elle engage alors le pronostic vital, à la fois de la mère et du bébé.

> Au cours de la grossesse, on retrouve une hypertension artérielle dans 10 à 15 %des cas.

Il y a deux formes d'hypertension artérielle de la grossesse :
- *la femme est hypertendue avant la grossesse*. Il s'agit alors d'une **hypertension artérielle chronique**, mais qui peut ne pas encore avoir été diagnostiquée. Elle se révèle dès les premiers mois de la grossesse et nécessite un bilan simple et un traitement, avec, bien sûr, une réelle prise en charge au long cours après l'accouchement (on parle alors d'HTA chronique chez une femme enceinte);
- *l'hypertension artérielle est spécifiquement liée à la grossesse*. Elle apparaît en règle générale lors du dernier trimestre de la première grossesse et ne récidivera pas lors des grossesses suivantes, sauf si le père de l'enfant suivant n'est pas le même (on parle alors d'**hypertension artérielle gravidique**).

Le seuil d'hypertension artérielle est le même qu'habituellement (chiffres supérieurs à 140/90), même si, classiquement, la femme enceinte a une pression plus basse.

Dans tous les cas, il faudra *surveiller la pression artérielle*, mais aussi et surtout *rechercher des protéines dans les urines* (protéinurie) avec parfois l'apparition d'importants œdèmes accompagnés d'une prise de poids.

Quand ces complications apparaissent (œdèmes et protéinurie), on est confronté à une **prééclampsie** qui peut évoluer vers une **éclampsie** (HTA sévère avec complications neurologiques, parfois hépatiques) mettant en jeu le pronostic vital de la mère et du bébé.

Attention: seuls les œdèmes accompagnés de protéinurie et d'hypertension artérielle sont inquiétants; quand ils sont isolés, ils sont tout à fait banals et entrent dans le cadre d'une grossesse normale.

Seuls les œdèmes accompagnés de protéinurie et d'hypertension artérielle sont inquiétants.

Le seul traitement efficace de l'hypertension artérielle gravidique est l'accouchement, seule façon de mettre fin au conflit immunitaire existant, et guérissant, de ce fait, à la fois la mère et le bébé. Quand le pronostic cardiovasculaire de la mère est en jeu, c'est-à-dire quand elle présente une hypertension artérielle sévère, il est permis de recourir à un traitement médicamenteux qui comprendra une petite dose d'aspirine, dont l'efficacité a été démontrée, et des antihypertenseurs autorisés pendant la grossesse (les antihypertenseurs centraux, les bêtabloquants, et certains inhibiteurs du calcium).

L'existence d'œdèmes pourrait laisser penser que les diurétiques seraient efficaces, mais ils sont formellement contre-indiqués, car ils peuvent aggraver l'état de la patiente.

... ET QUE JE PRENDS LA PILULE ?

L'œstrogène (éthynilœstradiol) qui entre dans la composition de nombreuses pilules élève la plupart du temps la pression artérielle, mais dans les limites de la normale. Parfois, les utilisatrices de pilule combinée souffrent d'une véritable hypertension artérielle, en particulier s'il existe des antécédents familiaux d'hypertension artérielle chez la femme âgée de plus 40 ans ou présentant un surpoids.

Après avoir établi formellement la présence d'une HTA, il est souhaitable d'interrompre la contraception orale pendant six mois, puis de refaire le point, après cette période, avec de nouveaux examens visant à établir le niveau réel de pression artérielle, afin de déterminer si les contraceptifs ont été réellement à l'origine de l'hypertension artérielle.

Bien sûr, avant de préconiser l'arrêt du contraceptif oral, il faudra s'assurer que la patiente a bien un autre moyen de contraception (progestatifs seuls, dispositif intra-utérin, implant), compatible avec l'hypertension. En effet, à court et à moyen termes, les complications de l'hypertension artérielle sont bien moins menaçantes que l'éventualité d'une grossesse non désirée. Si l'hypertension artérielle persiste plus de six mois après l'arrêt du contraceptif oral contenant un œstrogène, il s'agit d'une véritable hypertension artérielle devant être traitée.

Si l'hypertension artérielle a disparu, elle était donc réellement secondaire à la prise d'œstrogènes qui sont alors contre-indiqués, et la contraception devra être poursuivie par d'autres moyens (progestatifs seuls, dispositif intra-utérin, implant) (voir *Choisir sa contraception*, par Martin Winckler, dans la même collection).

L'hypertension survient surtout chez des femmes de plus de 60 ans, mais il arrive que certaines femmes deviennent hypertendues alors qu'elles sont encore en âge (mais n'en ont plus le désir) d'avoir des enfants. La méthode contraceptive devra être choisie parmi celles n'utilisant pas d'œstrogènes.

Après avoir établi formellement la présence d'une HTA, il est souhaitable d'interrompre la contraception orale pendant six mois, puis de refaire le point.

... ET QUE JE PRENDS UN TRAITEMENT HORMONAL SUBSTITUTIF (THS) DE LA MÉNOPAUSE ?

Le problème que pose le THS, en général, est délicat, car après avoir cru pendant de nombreuses années que ce traitement était béné fique, en particulier sur le plan cardiovasculaire, de grandes études menées aux États-Unis ont montré qu'il est, au mieux, neutre, au pire, néfaste, en particulier sur le plan du risque cardiovasculaire. Il faut donc faire preuve d'une grande prudence quand on l'utilise chez les patientes hypertendues, puisqu'elles ont un surcroît de risque cardiovasculaire lié à l'HTA.

Actuellement, les directives recommandent de ne pas prescrire systématiquement de traitement hormonal substitutif et de ne le faire que chez la femme encore jeune, pour une durée courte n'excédant pas 5 ans ou chez la femme très symptomatique.

Si une patiente sous THS devient hypertendue, elle a un risque cardiovasculaire aggravé et doit le savoir, son médecin doit le lui dire ; elle prendra alors sa décision en toute connaissance de cause. De même, si une patiente est hypertendue et veut prendre un THS, il faut lui en expliquer les possibles inconvénients, dont le surcroît de risque, afin qu'elle prenne la décision la meilleure, en toute conscience.

> Si une patiente sous THS devient hypertendue, elle a un risque cardiovasculaire aggravé.

En résumé : la patiente juge-t-elle l'augmentation du risque cardiovasculaire entraîné par le THS inférieure ou supérieure au bénéfice attendu de celui-ci ? À mon sens, chaque femme a sa propre réponse, mais il faut pour cela lui avoir donné une information claire et objective.

... ET QUE J'AI PLUS DE 70 ANS ?

Balayons une idée reçue classique : « Il est bien normal que chez un patient âgé la pression artérielle soit plus élevée et il faut la laisser comme cela. » Bien au contraire, c'est le sujet âgé qui est à haut risque d'accident cardiovasculaire, que ce soit cérébral ou coronarien. C'est donc chez le patient âgé qu'il faut contrôler, avec le plus d'attention et d'exigence, les chiffres de pression artérielle.

Il m'arrive souvent de dire à un patient âgé : « Dans votre tranche d'âge, il est rare d'avoir un accident de scooter... » (sous-entendu : c'est bien chez vous que peut survenir un accident cardiovasculaire).

Les chiffres de pression artérielle sont extrêmement variables chez la personne âgée, avec donc, encore plus que chez le sujet plus jeune, une hypertension artérielle dite de consultation (effet « blouse blanche », voir p. 27).

La pression artérielle du sujet âgé chute souvent au passage en position debout. C'est l'hypotension orthostatique qu'il faut rechercher systématiquement chez tout patient âgé, et en particulier s'il est traité (certains traitements antihypertenseurs mais aussi certains antidépresseurs, ou encore certains médicaments contre l'hypertrophie bénigne de prostate la favorisent).

... ET QUE J'AI FAIT UN ACCIDENT VASCULAIRE CÉRÉBRAL (AVC) ?

L'accident vasculaire cérébral est la complication principale de l'hypertension artérielle. On a pu prouver que le traitement de l'hypertension artérielle diminuait très efficacement l'incidence de cette complication (environ 40 % quand on baisse la pression artérielle de

L'accident vasculaire cérébral est la complication principale de l'hypertension artérielle.

5 mmHg). Cette notion à elle seule justifie le traitement de l'hypertension artérielle même modérée chez le sujet à haut risque cardiovasculaire.

Il est important de savoir que tout accident vasculaire cérébral, quelle qu'en soit la cause, s'accompagne d'une poussée tensionnelle, qui *constitue une réaction normale* de l'organisme, et que le médecin ne doit pas faire baisser jusqu'à quatre semaines après l'AVC (sauf si elle est telle qu'elle met en jeu le pronostic vital : par exemple, si les chiffres sont supérieurs à 180/110). En revanche, après ces quatre semaines, il faut lutter activement contre l'hypertension artérielle, jusqu'à l'obtention de chiffres satisfaisants.

Attention : on peut ici être confronté à un piège puisque, même si le patient n'était pas auparavant hypertendu, il l'est au décours immédiat de l'AVC et on a parfois tendance à incriminer faussement une hypertension artérielle, en négligeant d'autres causes possibles d'accident vasculaire cérébral.

Certains traitements antihypertenseurs, comme les inhibiteurs de l'enzyme de conversion, les antagonistes des récepteurs à l'angiotensine 2 et certains diurétiques, se sont montrés plus efficaces dans la prévention des AVC.

... ET QUE J'AI FAIT UNE POUSSÉE DE TENSION ?

Une poussée tensionnelle inquiète beaucoup ceux qui en ont une, ou qui pensent en avoir une, mais ses conséquences sont le plus souvent moins graves qu'on ne le pense. Les patients viennent régulièrement avec ce motif de consultation, adressés par leur médecin ou, plus rarement, en en ayant eux-mêmes fait le diagnostic, sans en réaliser toute la portée.

Ses conséquences sont le plus souvent moins graves qu'on ne le pense.

La pression artérielle, on l'a vu, est une valeur extrêmement variable (voir p. 16) et il est tout à fait normal qu'elle puisse augmenter dans la journée, soit au cours d'une activité physique, soit lors d'un stress émotionnel, sans que cela ne constitue un événement pathologique. Par exemple, quel que soit le motif de consultation, quand on attend de nombreuses heures dans un service d'urgence au climat particulièrement stressant, il est parfaitement logique que la pression artérielle s'élève.

En fait, quand on trouve des chiffres de pression artérielle très élevés, en règle générale supérieurs à 180/110, il faut discerner deux cas de figures :

• *soit il existe un retentissement grave sur un organe* (complication cardiaque, cérébrale, vasculaire, oculaire ou rénale), et il s'agit d'une urgence hypertensive vraie nécessitant une hospitalisation afin de mettre en route un traitement antihypertenseur d'action rapide ;

• *soit il n'existe pas de retentissement sur un organe*, et il faut alors inciter le patient à se reposer quelques heures en surveillant régulièrement sa pression artérielle. Les chiffres de pression artérielle peuvent s'être normalisés et la poussée tensionnelle n'avait strictement rien à voir avec la symptomatologie qui a amené ce patient à se faire prendre sa tension. Ils peuvent, en revanche, être élevés et le sujet est alors hypertendu et doit être pris en charge comme n'importe quel autre hypertendu, sans urgence, parfois un peu plus rapidement quand l'élévation des chiffres est plus marquée.

Dans tous les cas de figure, on a généralement le temps de prévoir soit 24 heures de mesure ambulatoire de pression artérielle, soit de 3 à 5 jours d'automesure tensionnelle à domicile.

... ET QUE JE SUIS ORIGINAIRE D'AFRIQUE OU D'ASIE ?

La prévalence, c'est-à-dire l'existence dans une population générale, de l'hypertension artérielle est plus élevée dans une population d'origine africaine (les Américains disent « afro-américaine ») ou asiatique que dans les populations de type européen (les Américains disent

On retrouve une hypertension artérielle chez 10 à 15 % des Européens, contre vraisemblablement près de 25 % en Afrique noire ou dans la population afro-américaine.

«caucasien»). On retrouve une hypertension artérielle chez 10 à 15 % des Européens, contre vraisemblablement près de 25 % en Afrique noire ou dans la population afro-américaine. L'explication en est probablement une de sélection naturelle génétique, qui a fait que les sujets les plus résistants aux climats les plus chauds sont ceux qui retiennent le mieux le sel et l'eau, mais qui deviennent en contrepartie les plus hypertendus en avançant dans la vie. Enfin, une si forte prévalence de l'hypertension artérielle dans ces populations aux États-Unis pourrait aussi s'expliquer par des facteurs socioculturels : ce sont ces populations qui sont aussi les plus pauvres, dont la nutrition est donc la plus défectueuse, et qui ont le moins accès aux loisirs sportifs. Cette hypertension artérielle est, en outre, souvent **plus sévère,** avec des complications cardiovasculaires et rénales plus précoces. Sur le plan thérapeutique, elle est plus sensible aux diurétiques et aux inhibiteurs des canaux calciques et moins aux autres classes de médicaments.

Évidemment, dans ces cas, le régime peu salé serait plus adapté, mais il m'a toujours semblé un peu illusoire de demander à un Vietnamien de diminuer sa consommation quotidienne de *nuoc mâm* (il faut savoir qu'une population asiatique consomme en moyenne plus de 14 g de sel par jour, contre près de 10 dans la population européenne...).

... ET QU'IL Y A UNE CANICULE ?

C'est un sujet qui peut paraître à la mode ces dernières années, mais qui devient réellement préoccupant en pratique, tous les jours.

En période de grande chaleur, la transpiration et les systèmes de régulation du système nerveux se conjuguent pour faire perdre de l'eau et du sel. Ces phénomènes font «naturellement» baisser la pression artérielle. C'est la raison pour laquelle il est utile de savoir qu'en cas de canicule il est conseillé, spontanément et sans avoir besoin d'appeler son médecin, de diviser son traitement par deux, en particulier les médicaments diurétiques, qui eux aussi contribuent à faire perdre de l'eau et du sel.

> En cas de canicule, il est conseillé, sans avoir besoin d'appeler son médecin, de diviser son traitement par deux.

Très vraisemblablement, dans les années à venir, un pictogramme figurera sur les boîtes de certains médicaments antihypertenseurs afin de prévenir des risques pouvant apparaître lors de grande chaleur.

... ET QUE MON HYPERTENSION RÉSISTE AU TRAITEMENT ?

Le terme «hypertension résistante» est employé couramment quand une hypertension artérielle ne cède pas au traitement, mais il correspond en fait à une définition très précise, qui est la suivante: une hypertension artérielle est dite résistante quand les chiffres tensionnels restent supérieurs à l'objectif défini, 140/90 la plupart du temps, malgré un traitement médicamenteux associant au moins trois médicaments différents à bonne dose, dont un diurétique, et des règles hygiéno-diététiques.

À mon sens, la première mesure à prendre dans cette circonstance est surtout de s'assurer que les chiffres tensionnels sont réellement élevés en permanence, par une MAPA ou une automesure à domicile (voir p. 29). Si la résistance de l'HTA est confirmée, il faudra alors rechercher les différentes causes de résistance au traitement:

- erreur de mesure de pression artérielle (par exemple, le brassard peut ne pas être adapté à la taille du bras du patient, une automesure avec un appareil au poignet bien positionné pouvant alors être une alternative satisfaisante);
- prise de médicaments ou de substances autres pouvant élever la pression artérielle (anti-inflammatoires, réglisse, contraceptifs);

- consommation excessive d'alcool ;
- syndrome d'apnée du sommeil ;
- apparition d'une cause (HTA secondaire) sur une HTA qui est au départ sans cause (HTA essentielle), par exemple une sténose ; observance insuffisante, c'est de loin le cas le plus fréquent,
- rétrécissement d'une artère rénale (qui peut donc être à la fois cause et conséquence d'une hypertension artérielle).

... ET QUE JE FAIS DE L'APNÉE PENDANT MON SOMMEIL ?

Le syndrome d'apnée du sommeil est une pathologie assez fréquente et pourtant méconnue. Il se caractérise par un arrêt de la respiration de 10 secondes ou plus, survenant pendant le sommeil. Ses conséquences sont sérieuses, avec des complications cardiorespiratoires, des répercussions neuropsychiatriques sociales et professionnelles (la mortalité est de 11 % à cinq ans).

De 22 à 47 % des hypertendus souffriraient d'un syndrome d'apnée du sommeil.

Son incidence dans la population est mal connue, mais elle est actuellement estimée entre 0,3 et 5 %, et de 22 à 47 % des hypertendus souffriraient d'un syndrome d'apnée du sommeil.

Habituellement, la pression artérielle augmente initialement pendant l'apnée, puis de façon permanente, dans environ 50 % des cas. Chez de tels sujets, présentant très souvent de nombreux autres facteurs de risque associés, le risque cardiovasculaire est majeur, et il est impératif de traiter activement cette hypertension artérielle.

... ET QUE J'AI MOINS DE 15 ANS ?

L'hypertension artérielle est bien moins fréquente chez l'enfant (considéré comme tel jusqu'à 15 ans en médecine) que chez l'adulte (*elle touche seulement de 1 à 3 % des enfants*).

Toutefois, la prise de la tension artérielle fait partie des examens «de routine» (cela ne veut pas dire systématique...) chez l'enfant. Dans la plupart des cas, l'hypertension artérielle de l'enfant est secondaire à une maladie sous-jacente; plus l'enfant est jeune, plus grande est la probabilité qu'il existe une autre pathologie responsable de l'hypertension artérielle.

> Dans la plupart des cas, l'hypertension artérielle de l'enfant est secondaire à une maladie sous-jacente.

Quand il existe une cause, cette hypertension artérielle est dite secondaire et les principales causes en sont une maladie rénale (voir p. 49), une maladie endocrinienne (voir p. 48), une malformation cardiaque (coarctation aortique, voir p. 50).

Comme chez l'adulte, le diagnostic d'hypertension artérielle chez l'enfant n'est pas facile, puisque la pression artérielle est soumise aux mêmes variations physiologiques. Il ne faudra donc pas hésiter à répéter les mesures ou à les faire effectuer à domicile ou en ambulatoire.

En règle générale, la pression artérielle chez l'enfant est basse, par exemple inférieure à 115/75 mmHg à l'âge de 6 ans, à 125/82 à 12 ans et à 135/85 à 17 ans.

Le traitement médicamenteux est une affaire de spécialistes de l'HTA de l'enfant, mais la plupart du temps et en raison des habitudes alimentaires prises dans nos sociétés, et quand il s'agit d'une hypertension artérielle essentielle, c'est-à-dire sans cause, le traitement repose sur des mesures hygiéno-diététiques (diminution de la consommation de sel, perte de poids si obésité associée, exercice physique régulier plusieurs fois par semaine).

... ET QUE JE DOIS ME FAIRE OPÉRER ?

Une intervention chirurgicale et l'anesthésie générale qu'elle impose induisent de fortes variations de pression artérielle tant vers le haut que vers le bas, nécessitant quelques précautions afin d'éviter les complications cardiovasculaires qui peuvent en découler.

Une hypertension artérielle préexistante doit être bien équilibrée avant une anesthésie générale. Certains traitements, en particulier les inhibiteurs de l'enzyme de conversion ou les antagonistes des récepteurs à l'angiotensine 2, doivent être arrêtés la veille de l'intervention. À l'inverse, les bêtabloquants sont largement conseillés et ne doivent pas être arrêtés durant la période périopératoire, puisqu'il a été démontré qu'ils diminuaient l'apparition de complications cardiovasculaires même chez le patient qui n'en prenait pas auparavant de manière chronique et a fortiori, donc, chez le patient hypertendu déjà traité par ces agents.

Quand le traitement a été interrompu pour l'intervention, il doit être repris dès que possible après celle-ci.

Dans tous les cas, l'anesthésiste doit impérativement être prévenu de tous les traitements pris par le patient. L'anesthésie générale soumet moins le patient aux variations tensionnelles que certaines anesthésies locales, en particulier péridurales.

... ET QUE JE FAIS DU SPORT (OU QUE JE VEUX EN FAIRE) ?

L'exercice physique est l'un des principes du traitement de l'hypertension artérielle. Pratiqué de manière régulière, il abaisse la pression artérielle, favorise la perte de poids, réduit le risque cardiovasculaire et la mortalité. Il est l'un des constituants principaux des règles hygiéno-diététiques, dont on a vu qu'elles étaient aussi efficaces qu'un seul médicament antihypertenseur.

Il faut différencier l'exercice physique dynamique (vélo, footing, natation, tennis, etc.) de l'exercice physique statique (lever d'haltères, karaté, musculation, etc.). Pendant la pratique de sports dynamiques, la pression artérielle systolique augmente, la diastolique diminue, avec, au long cours, une diminution de la pression artérielle et de la fréquence cardiaque. Les sports statiques entraînent, en revanche, une augmenta-

L'exercice physique est l'un des principes du traitement de l'hypertension artérielle.

tion au long cours de la pression artérielle et de la fréquence cardiaque, voire des anomalies particulières au niveau des cellules musculaires cardiaques. On recommande donc de pratiquer, *3 fois par semaine, de 30 à 45 minutes d'exercice physique dynamique qui fait transpirer.* Notons que les relations sexuelles s'apparentent à un exercice physique dynamique modéré. Attention, toutefois, à bien faire précéder la reprise de l'exercice physique d'une évaluation cardiovasculaire avec un électrocardiogramme à l'effort, au besoin.

... ET QUE J'AI UNE INSUFFISANCE RÉNALE ?

Fonction rénale et hypertension artérielle sont intimement liées, tant parce que l'hypertension artérielle peut à long terme abîmer la fonction des reins que parce qu'une maladie rénale peut avoir comme symptôme révélateur et comme conséquence une hypertension artérielle. C'est par une simple prise de sang que le médecin peut mesurer la fonction rénale, en demandant un dosage de la créatininémie. Il faut affiner cette mesure en rapportant la valeur de la créatininémie à l'âge, au sexe et au poids du patient. On obtient alors la valeur de la clairance de la créatinine, en millilitres par minute. C'est la quantité de créatinine que le rein est capable de filtrer par minute.

La clairance est normale au-dessus de 60 ml/min ; de 60 à 69 ans, la moyenne des patients est à 57 ml/min ; de 70 à 79 ans, à 38 ml/min, et de 80 à 92 ans, à 37 ml/min.

Au cours de l'insuffisance rénale, on retrouve le plus souvent des protéines dans les urines (mesurées sur les urines de 24 heures), anomalie que l'on appelle protéinurie. La protéinurie est un marqueur de la maladie et de sa sévérité.

En cas d'insuffisance rénale, un contrôle tensionnel strict est recommandé afin de prévenir ou de ralentir l'évolution vers une insuffisance rénale terminale. Les cibles thérapeutiques sont alors :

En cas d'insuffisance rénale, on recommande un contrôle tensionnel strict.

- *l'obtention d'une pression artérielle inférieure à 130/80 mmHg;*
- *la réduction de la protéinurie jusqu'à une valeur inférieure à 0,5 g par jour.*

Le plus souvent, afin d'atteindre cet objectif, le médecin doit prescrire plusieurs classes thérapeutiques. On conseille, en première intention, des antihypertenseurs assurant une protection rénale, c'est-à-dire les inhibiteurs de l'enzyme de conversion ou les antagonistes des récepteurs à l'angiotensine 2.

Il faut comprendre l'importance de l'équilibre de sa pression artérielle et l'intérêt de se former à l'automesure tensionnelle à domicile.

... ET QUE JE SORS DE L'HÔPITAL ?

Après une hospitalisation, pour un autre motif que l'hypertension artérielle, un patient hypertendu bien équilibré ressort parfois de l'hôpital avec un traitement antihypertenseur nettement allégé. L'hospitalisation en elle-même permet de faire descendre les chiffres de pression artérielle, le repos prolongé étant un facteur de baisse de pression artérielle. De plus, la prise de pression artérielle à l'hôpital est faite le plus souvent le matin, en position allongée, soit dans des conditions différentes de ce qui se fait classiquement au cabinet médical, voire en mesure de pression ambulatoire ou en automesure. S'il est donc parfois justifié qu'un traitement antihypertenseur soit allégé pendant la période d'hospitalisation, il est fortement recommandé de conseiller au patient de revoir son médecin habituel, afin de reprendre l'ancien traitement qui est, en fait, la plupart du temps nécessaire.

... ET QUE J'AI DE LA TENSION DANS UN ŒIL ?

La pression qui règne dans le globe oculaire n'est absolument pas conditionnée par la pression artérielle. Son augmentation est la cause d'une maladie particulière, appelée glaucome, pathologie sérieuse qui peut entraîner la perte de la vision d'un œil.

Certains collyres qui servent à traiter le glaucome, en baissant la pression intra-oculaire, utilisent les mêmes principes actifs que les antihypertenseurs prescrits pour l'HTA, à savoir les diurétiques et les bêtabloquants. Les bêtabloquants en collyre passent dans la circulation générale et peuvent engendrer des effets secondaires semblables à ceux pris par voie générale (sans être toutefois antihypertenseurs).

Attention : ne pas confondre « la tension dans l'œil » avec l'apparition d'une tache rouge sur le blanc de l'œil, qui correspond à une hémorragie sous-conjonctivale, inquiétante car de couleur vive, mais en fait totalement bénigne et n'ayant aucune signification, notamment en ce qui concerne l'hypertension artérielle.

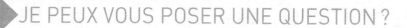

JE PEUX VOUS POSER UNE QUESTION ?

QUESTIONS/ RÉPONSES

Ce chapitre rassemble les questions les plus fréquemment posées par les patients en consultation, mais aussi ces interrogations ou ces inquiétudes que l'on n'ose pas toujours partager.

«EST-CE QUE MON MÉDECIN DOIT TOUJOURS ME PRENDRE LA TENSION?»

«Il ne m'a même pas pris la tension!» est l'une des phrases les plus prononcées pour signifier que votre médecin ne s'est pas bien occupé de vous. Vous n'avez pas tout à fait tort quand le médecin, après vous avoir rapidement écouté, ne vous a pas examiné, ce qui est le minimum.

> «Il ne m'a même pas pris la tension!»

Prendre la tension est un geste sacré, parce qu'il est le signe de l'examen clinique: il montre que le médecin a touché le patient. Ce contact permet un échange qui ne s'exprime pas par la parole, mais qui fait partie de la relation de confiance établie entre médecin et patient. Mais nous avons vu que la prise de la tension est un geste essentiellement symbolique, puisque les chiffres recueillis au cabinet médical n'ont pas vraiment de signification précise...

Il m'arrive, bien entendu, de ne pas prendre la pression artérielle en consultation. En particulier lorsque le patient vient d'apporter une vingtaine de mesures de la pression artérielle à domicile. Il n'est pas nécessaire de vérifier sa tension en consultation, mais je précise alors : « Je ne vous prends pas la tension, mais ce n'est pas un oubli ! » Je sens bien que, pourtant, certains le regrettent...

> tension est un geste essentiellement symbolique.

« EST-CE QUE JE PEUX BOIRE DU CAFÉ OU DU THÉ ? »

Oui, bien sûr ! Une forte consommation de café (ou de caféine), c'est-à-dire au moins cinq tasses par jour ou son équivalent (essentiellement les sodas caféinés), augmente la pression artérielle, mais de façon tout à fait modeste.

Quelques études cliniques ont rapporté une augmentation d'environ 2 mmHg pour la pression artérielle systolique (par exemple, si on a 120, on passe à 122) et de 1 mmHg pour la pression artérielle diastolique (de 80 à 81). Cette augmentation est donc tout à fait négligeable et il n'y a pas de raison de priver l'hypertendu de ce plaisir qui, semble-t-il, a des effets sur la santé plutôt bénéfiques quand sa consommation reste modérée. Ces remarques valent également pour le thé, qui contient aussi de la caféine, et qui, en outre, est riche en flavonoïdes, ayant la particularité de diminuer le risque cardiovasculaire.

« EST-CE QUE JE PEUX BOIRE DE L'ALCOOL ? »

Non et oui. On sait qu'une consommation excessive de boissons alcoolisées (plus de 2 verres de vin par jour pour l'homme, 1 pour la femme) augmente la pression artérielle et multiplie le risque d'accident vasculaire cérébral par quatre. Toutefois, depuis quelques années, il a été rapporté que la consommation modérée d'alcool, en particulier sous forme de vin, pourrait avoir un effet protecteur sur le plan cardiovasculaire. On comprendra aisément qu'il est difficile de faire des campagnes de santé publique recommandant la consommation modérée de vin. Personnellement, c'est une information que je livre quasiment sous le sceau du secret, quand il me semble qu'un patient est particulièrement raisonnable et qu'il peut bien comprendre ce conseil.

« EST-CE QUE JE PEUX SÉJOURNER EN ALTITUDE ? »

Oui. Les premiers jours d'un séjour en altitude relativement élevée (globalement au-dessus de 1000 m) s'accompagnent de ce qu'on appelle une petite réaction adrénergique nécessaire à l'adaptation en altitude, face au manque d'oxygène par rapport à la plaine. Il existe donc une accélération discrète de la fréquence cardiaque et une augmentation de la pression artérielle. Cela n'est absolument pas anormal. Lors d'une consultation médicale faite au cours d'un séjour à la montagne pour une autre raison, par exemple pour une douloureuse entorse du genou, il est probable que l'élévation des chiffres tensionnels soit due à l'affection ayant motivé la consultation initiale. Comme d'habitude, il faut bien sûr répéter les mesures pour un diagnostic sûr.

En cas d'hypertension artérielle sévère non contrôlée, les séjours en haute altitude ne sont pas recommandés... mais peut-être, avant tout, parce que la plus grande urgence est de faire équilibrer sa pression artérielle et non de prendre des vacances à Katmandou !

«EST-CE QUE JE PEUX PRENDRE L'AVION?»

Oui. Les avions sont pressurisés, en fonction du type d'appareil, à une pression correspondant à une altitude de 1000 à 2000 m. Il n'y a donc aucune précaution particulière à prendre chez un hypertendu équilibré. Comme tout autre patient à risque cardiovasculaire, il est conseillé de bien s'hydrater, de marcher régulièrement, voire de porter des bas de contention, en fonction de la durée du vol et des conseils de son médecin.

«MAIS LE TRAITEMENT, C'EST POUR TOUTE LA VIE?»

Oui et non. Oui, et il ne s'agit pas pour autant d'une question de dépendance aux médicaments, comme à une drogue. Si on a décidé que vous deviez prendre un traitement contre l'hypertension artérielle, c'est que votre risque cardiovasculaire global était suffisamment augmenté pour justifier un traitement qui le diminue. En arrêtant le traitement, vous ne vous sentirez pas plus mal qu'auparavant, mais les chiffres de pression réaugmenteront ainsi que le risque cardiovasculaire.

Non, parce que, dans certains cas (plutôt rares), les règles hygiéno-diététiques, en particulier perte de poids, activité physique et régime hyposodé, sont très efficaces, permettant de diminuer, voire d'arrêter le traitement.

Non, parce que, dans certains cas, là encore relativement rares, la suppression d'une cause à l'hypertension artérielle peut permettre de guérir celle-ci et d'arrêter le traitement.

Traiter l'HTA, c'est traiter le risque cardiovasculaire.

En fait, **la réponse est le plus souvent oui,** car traiter l'HTA, c'est traiter le risque cardiovasculaire et, à long terme, permettre de vivre une vie plus longue et en meilleure santé.

« ET SI J'OUBLIE MON TRAITEMENT ? »

Un oubli ponctuel n'a rien de préoccupant : les conséquences sur l'hypertension artérielle restent négligeables et *l'oubli ne doit pas être réparé en prenant une dose supplémentaire, le lendemain par exemple.* Le traitement doit être repris selon les modalités habituelles.

Un oubli de quelques jours (petite semaine de vacances avec oubli des médicaments) n'est pas grave non plus : au pire, la pression artérielle augmentera pendant quelques jours avec, rarement, réapparition de céphalées, puis les choses rentreront dans l'ordre à la reprise du traitement. Il n'y a pas lieu de craindre un rebond de la maladie hypertensive quand on oublie son traitement ; ce n'est que chez le coronarien (le malade ayant une artère coronaire rétrécie ou bouchée, souffrant d'angine de poitrine ou ayant fait un infarctus du myocarde) que l'arrêt brusque des bêtabloquants peut être dangereux.

> Un oubli ponctuel n'a rien de préoccupant.

« ET AU BOUT DE 10 ANS, MON TRAITEMENT N'EST-IL PAS NOCIF ? »

Non. En effet, le bénéfice du traitement antihypertenseur a largement été démontré dans la réduction des événements indésirables liés à l'hypertension artérielle. Ce bénéfice se maintient à long terme.

Tous les médicaments peuvent avoir des effets secondaires indésirables (voir p. 82), bénins la plupart du temps, réversibles et sans retentissement à long terme sur la santé. En règle générale, ces effets secondaires apparaissent plutôt relativement rapidement et ils justifient une surveillance régulière.

Aucun traitement antihypertenseur n'a été incriminé dans la genèse de pathologie grave, telle que le cancer. Rappelons enfin qu'à long terme certains médicaments sont protecteurs, en particulier au niveau du rein et du cœur.

«EST-CE QUE MES ENFANTS SERONT HYPERTENDUS?»

C'est possible, voire probable, s'il existe une longue histoire d'hypertension artérielle dans la famille (voir «Les causes génétiques», p. 48). Des gènes qui régulent le niveau de la pression artérielle ont été identifiés et il est vraisemblable que leur dysfonctionnement, leur capacité à trop fonctionner, participent à la genèse d'une hypertension artérielle chez un individu. La question sur les antécédents familiaux d'hypertension artérielle fait partie de tout interrogatoire médical d'un nouvel hypertendu.

Dans tous les cas, il ne me semble pas nécessaire d'organiser une surveillance particulière de la pression artérielle chez les individus à risque, cette surveillance étant déjà effectuée pour toute la population.

Toutefois, il existe des formes très particulières d'hypertension artérielle associées à d'autres anomalies elles aussi très singulières (on a, par exemple, retrouvé des familles d'hypertendus dans des populations turques ayant les doigts courts). Dans ce cas, on peut adresser ces patients, rares, aux services spécialisés dans l'exploration de l'hypertension artérielle et de sa génétique, ne serait-ce que pour faire avancer la science.

> Des gènes qui régulent le niveau de la pression artérielle ont été identifiés.

«QUEL EST LE CHIFFRE LE PLUS IMPORTANT, CELUI DU HAUT OU CELUI DU BAS?»

Les deux. Pendant longtemps, seule la pression artérielle diastolique (c'est-à-dire la pression artérielle qui règne dans les artères quand le cœur est au repos; chiffre du bas) a été étudiée, dans le cadre d'essais cliniques mis en place dans les années 1970, dont les résultats ont été révélés à la fin des années 1980, voire au début des années 1990. On s'est ensuite intéressé à la pression artérielle systolique (chiffre du haut), celle qui règne dans les artères quand le cœur se contracte, et on s'est aperçu que son élévation permanente était aussi néfaste que celle de la pression artérielle diastolique, en particulier chez la personne âgée.

Il existe donc une majoration du risque cardiovasculaire, quel que soit le type d'hypertension artérielle, systolique, diastolique ou les deux.

« J'AI PLUS DE TENSION LE MATIN OU LE SOIR ? »

Chez le patient non hypertendu ou hypertendu non traité, tout est possible! Il est d'ailleurs étonnant de constater qu'on a toujours une explication à donner au «docteur», quoi qu'on trouve, et qu'elle est parfois la même: «J'ai plus de tension le soir, parce que j'ai travaillé dans la journée, alors je suis énervé», «J'ai moins de tension le soir, parce que j'ai travaillé dans la journée, alors je suis fatigué»!

En fait, la variabilité tensionnelle est telle qu'il n'y a pas de règle. Chez l'hypertendu traité, en revanche, la différence de pression artérielle entre le matin et le soir dépend essentiellement de l'horaire de prise des médicaments.

Ainsi, en automesure à domicile, il faut prendre sa tension le matin, avant la prise du traitement, et le soir avant le coucher, la plupart des antihypertenseurs étant prescrits le matin au petit-déjeuner. C'est pourquoi il n'est pas rare de relever des chiffres bien meilleurs le soir que le matin. Cela signifie, en fait, que les molécules prescrites ne couvrent pas bien les 24 heures, et qu'à la fin de cette période, c'est-à-dire au petit matin, il n'en reste plus dans le sang et les chiffres tensionnels remontent jusqu'à la prochaine prise.

«EST-CE QUE MA TENSION PEUT ÊTRE ÉLEVÉE PARCE QUE J'AI MARCHÉ POUR ALLER JUSQUE CHEZ MON MÉDECIN...?»

À moins que votre médecin ne vous saute dessus pour vous prendre la tension (il faudrait alors qu'il soit à l'heure, voire en avance dans ses consultations...), il n'y a aucune raison que celle-ci soit élevée si elle est prise dans les conditions standard recommandées, c'est-à-dire chez un patient en position couchée ou en position assise depuis plusieurs minutes et en veillant à placer le brassard ou l'appareil de mesure au poignet, au niveau du cœur.

Il faut effectuer au minimum deux mesures à quelques minutes d'intervalle, au cours de la même consultation. Le chiffre retenu est la moyenne des mesures effectuées.

Personnellement, j'ai pour habitude de terminer ma consultation par la prise de la pression artérielle; celle-ci a donc été précédée de l'entretien médical, de l'électrocardiogramme et de l'examen clinique, et le temps s'est écoulé depuis l'arrivée du patient... Il ne faut donc pas se laisser abuser par de fausses raisons susceptibles d'avoir élevé la pression artérielle et, au moindre doute, ne pas hésiter à répéter les mesures.

«AVEC MON TRAITEMENT POUR LE CHOLESTÉROL ET LE DIABÈTE, EST-CE QUE ÇA NE FAIT PAS BEAUCOUP DE PILULES?»

Oui. La prise en charge du risque cardiovasculaire, de manière globale, réfléchie et attentive, nécessite un traitement relativement lourd. J'aurais souri, s'il ne s'agissait d'un sujet sérieux, lorsqu'un premier ministre a dit il y a quelques années que «si un médecin vous donnait plus de cinq médicaments sur une ordonnance, il fallait douter de sa compétence». Cela m'avait fait, personnellement, douter de sa compétence et de celle de ses conseillers en matière de santé.

Parfois, pour réduire le risque cardiovasculaire, il faut prendre un antihypertenseur, mais plus souvent deux ou trois, un hypocholestérolémiant, un antidiabétique, mais souvent deux, et, dans la plupart des cas, une petite dose d'aspirine. De quatre à sept médicaments, donc. Le rôle du médecin consiste à prescrire les médicaments les plus faciles à prendre, aux horaires les plus simples possibles, en évitant la prise du midi, la plus contraignante et donc la plus souvent oubliée.

Dans l'idéal, on aurait pu penser que l'industrie pharmaceutique ou les autorités de santé auraient convenu de la fabrication d'une pilule qui contiendrait le traitement standard et commun à pratiquement tous les patients, c'est-à-dire au moins un antihypertenseur simple, une petite dose d'aspirine et un hypocholestérolémiant. En fait, quelques industriels sont en train de mettre au point des combinaisons de deux traitements (deux antihypertenseurs, un antihypertenseur et un hypocholestérolémiant, une petite dose d'aspirine et un hypocholestérolémiant). Ce ne sont pas de grandes nouveautés, même si on essaie de nous les présenter comme telles, mais ces présentations peuvent rendre service.

« EST-CE QUE CE TRAITEMENT DIMINUE LA LIBIDO ? »

Non, en ce qui concerne la libido. En revanche, l'hypertension artérielle arrive souvent à une période de la vie où les performances physiques sont moindres, et parfois les envies de faire des efforts, en particulier sexuels, peuvent diminuer.

En outre, l'arrivée d'une hypertension artérielle, considérée souvent à tort comme une pathologie lourde, peut créer une prise de conscience d'une certaine « fragilité » de la vie, entraînant un état pseudodépressif *a minima* pouvant expliquer une baisse de la libido. Donc, la réponse est, en principe, non, mais si un patient observe une baisse de la libido depuis qu'il a commencé son traitement, et si cela le gêne, il faut essayer de changer de traitement. Un effet secondaire psychologique est un effet secondaire qu'il faut respecter...

Certains médicaments peuvent entraîner des troubles de l'érection, rares dans les faits (voir p. 83).

«EST-CE QUE JE PEUX AVOIR UNE ACTIVITÉ SEXUELLE?»

Oui, bien sûr. L'activité sexuelle correspond à un effort modéré, qu'il n'y a aucune raison de contre-indiquer chez l'hypertendu équilibré.

«EST-CE QUE JE DOIS REVENIR CONSULTER. SI OUI, QUAND?»

Oui, un hypertendu doit être régulièrement surveillé. La fréquence des consultations dépend de la sévérité de l'hypertension initiale et des autres facteurs de risque associés. En règle générale, la surveillance se fait à un rythme de tous les trois à six mois chez le médecin généraliste, de tous les ans à tous les trois ans chez le médecin spécialiste. À chacune de ces consultations, le patient doit apporter les résultats d'une période d'automesure tensionnelle à domicile (trois mesures consécutives le matin, trois mesures consécutives le soir, pendant trois jours).

> La fréquence des consultations dépend de la sévérité de l'hypertension initiale et des autres facteurs de risque associés.

«JE VAIS ME FAIRE OPÉRER: EST-CE QUE JE CONTINUE MON TRAITEMENT?»

Oui et non. Certains médicaments sont arrêtés la veille de l'intervention, comme les inhibiteurs de l'enzyme de conversion et les antagonistes des récepteurs à l'angiotensine 2; d'autres doivent être maintenus sans interruption, car ils diminuent les complications cardiovasculaires en période péri-opératoire, par exemple les bêtabloquants. Dans tous les cas, il faut bien signaler à l'anesthésiste la présence d'une hypertension artérielle et préciser son traitement.

> Il faut bien signaler à l'anesthésiste la présence d'une hypertension artérielle et préciser son traitement.

«MON TRAITEMENT POUR L'HYERTENSION EST-IL COMPATIBLE AVEC D'AUTRES TRAITEMENTS?»

Il faut toujours signaler au médecin, surtout si celui-ci n'est pas le médecin habituel, que l'on prend un traitement chronique, en particulier des antihypertenseurs. En effet, certains médicaments, même donnés couramment pour des affections saisonnières, comme les vasoconstricteurs nasaux, indiqués lors de banals rhumes, ne peuvent pas être administrés en cas d'hypertension artérielle.

De plus, certains médicaments, en particulier les anti-inflammatoires non stéroïdiens, diminuent l'action de certains antihypertenseurs et peuvent expliquer alors le mauvais équilibre d'une hypertension artérielle jusque-là bien équilibrée.

«QUE FAIRE SI J'AI DES EFFETS SECONDAIRES?»

Il faut en parler à son médecin traitant qui pourra dans la plupart des cas y remédier facilement, l'arsenal thérapeutique qui est à sa disposition étant assez conséquent. Il faut, en revanche, éviter d'apprendre par cœur tout ce qui est noté dans les notices contenues dans les boîtes. En effet, le fabricant a l'obligation de rapporter le moindre effet secondaire qui lui a été signalé, mais malheureusement sans y associer une fréquence précise. Quand cette dernière est mentionnée, on constate souvent que cet effet secondaire est exceptionnel.

Dans l'idéal, les fabricants devraient – et certains le font – faire figurer un tableau comparatif de la fréquence d'un effet secondaire avec la molécule active et avec le placebo. C'est en disposant de cette information que l'on peut savoir si un effet secondaire est attribuable ou non au médicament. La plupart du temps, le médecin peut signaler aux patients les effets secondaires classiquement imputables au médicament prescrit; on pourra ainsi modifier rapidement le traitement, au besoin.

«EST-CE QUE ÇA S'AGGRAVE EN VIEILLISSANT MÊME SI JE PRENDS BIEN MON TRAITEMENT?»

Oui. La tension artérielle augmente en vieillissant, et c'est même un marqueur d'une certaine rigidité artérielle. Cela oblige parfois à augmenter le traitement médical, donc à prendre de plus en plus de médicaments, mais parfois regroupés au sein d'une même gélule. Ce n'est pas une fatalité, mais, dans bien des cas, il faut administrer plus d'un médicament pour bien contrôler l'hypertension artérielle.

▶ CE QU'IL FAUT RETENIR

- L'hypertension n'est pas une maladie, c'est un facteur de risque cardiovasculaire. Traiter l'hypertension, c'est éviter les conséquences à long terme de ce facteur de risque.
- Avant de prendre un traitement qui sera pour la vie, il faut s'assurer de la réalité et de la permanence de l'hypertension artérielle.
- Votre médecin est peut-être la personne la plus mal placée pour vous prendre la tension. Pour affirmer que vous êtes hypertendu, il faut prendre la tension dans de bonnes conditions.
- Avant de prendre un traitement à vie, quels que soient les chiffres de l'hypertension, il faut tenir compte des autres facteurs de risque cardiovasculaire.
- N'hésitez pas à vous acheter un appareil d'automesure. Hésitez encore moins à vous en servir et à montrer les résultats à votre médecin (même s'il peut se sentir remis en cause par ces mesures).
- ... mais ne prenez pas votre tension seulement quand vous allez mal... Vous risquez de vous inquiéter pour rien.
- Quel que soit le praticien qui a pris la tension ou le lieu dans lequel elle a été prise, il n'est pas légitime de modifier son traitement après une prise de tension ponctuelle. Un chiffre isolé, même élevé, n'a pas de signification.
- Si votre traitement ne vous convient pas, si vous ne voulez pas ou ne pouvez pas le prendre, dites-le à votre médecin et expliquez-lui pourquoi. Votre médecin le modifiera.

ANNEXES

1 ▷ POURQUOI L'AUTOMESURE ?

En guise de conclusion, je souhaitais céder la parole au professeur Joël Ménard, mon ancien « patron » d'HTA, ancien Directeur Général de la Santé, dont les idées sont toujours formidablement édifiantes.

Concours médical du 28 NOVEMBRE 2006

« Vous avez 30 ans, et vous êtes asthmatique depuis l'adolescence. Votre médecin, âgé de 54 ans, compte céder son cabinet médical entre 60 et 65 ans. Vous, entre 40 et 45 ans, vous serez encore asthmatique, parfaitement équilibré, excepté une dizaine de jours par an. Croyez-vous qu'il puisse être possible de trouver un soignant qui connaisse mieux que vous l'histoire de votre maladie et de ses traitements successifs ? Et puisque vous vivrez sans doute jusqu'à 85 ans, combien de médecins épuiserez-vous ?

Âgé de 60 ans et hypertendu, vous n'avez qu'à moitié confiance en votre nouveau médecin, âgée de 35 ans. Elle prend la tension trop vite, et vous donne le résultat, sans vous regarder. Vous avez l'impression qu'elle ne dit pas exactement ce qu'elle a mesuré. Bien traité, vous vivrez peut-être jusqu'à 90 ans. Va-t-il vous falloir supporter une fois par mois (360 fois) ce dialogue écourté autour d'un chiffre invérifiable ? C'est d'autant plus difficile à accepter qu'en prenant vous-même votre tension à la maison, vous n'obtenez pas les mêmes chiffres que celui, presque toujours le même, qu'elle vous annonce.

Ces deux exemples illustrent pour quelles raisons la surveillance d'un état chronique – il ne s'agit plus de maladie au sens aigu du terme – ne peut reposer que sur la personne qui en est affectée. La vie du « malade » est trop longue, tandis que la vie professionnelle du soignant est trop courte pour que le premier continue à confier tout le pouvoir au second. À notre époque de diffusion rapide des connaissances, avec Internet, on peut entretenir sa santé en déléguant intégralement la surveillance à un tiers, ou en contrôlant tout soi-même grâce aux outils utiles au diagnostic et au suivi à long terme à la disposition de tous. Toutefois, la coupure du cordon ombilical avec le soignant, facilement acceptée pour la balance et le thermomètre, s'avère plus délicate pour le sphygmomanomètre !

Cette difficulté tient probablement aux problèmes des uns et des autres pour imaginer une nouvelle médecine et mettre au point des outils appropriés. Ces outils, si sophistiqués soient-ils, ne suffisent pas : ce n'est que de leur utilisation et de la compréhension de leur résultat numérique que naît le progrès thérapeutique.

La place du médecin change : il ne mesure plus lui-même, il explique comment et pourquoi mesurer, ce que signifient les résultats, et il justifie les choix qui en découlent. Dépossédé des finesses du diagnostic clinique par des appareils (d'imagerie...), du pronostic par des équations de risque, le médecin fait mieux travailler son esprit de synthèse, sa capacité d'écoute et d'explication. Mais ces missions d'éducateur de santé, individuelles ou collectives, ne sont pas de son seul ressort. Et le dialogue singulier dans le secret de la consultation n'est pas la seule méthode valable pour apprendre à chacun à se prendre en main : l'approche en groupe, comme avec les patients dépendants de l'alcool, les fumeurs ou les diabétiques, est parfois plus efficace.

Les soignants doivent se projeter dans ce monde nouveau, où leur place, certes différente, reste majeure, car la relation humaine nécessite toujours, à un moment ou à un autre, un dialogue en face à face.

Professeur Joël Ménard,
professeur de santé publique,
Paris V, université René-Descartes

2 > BIBLIOGRAPHIE ET WEBOGRAPHIE COMMENTÉES

Au Québec, il existe pour les cliniciens le guide *Hypertension. Guide thérapeutique*, de la Société québécoise d'hypertension artérielle.

En langue anglaise, le livre de référence dans le monde médical est *Clinical Hypertension* de Kaplan ; les recommandations américaines sont celles du Joint National Committee (7e édition actuellement) ; les recomandations européennes sont celles de l'European Society of Cardiology.

www.automesure.com : excellent site consacré à l'automesure de la pression artérielle, entre autres sujets.

www.hypertension.ca : intéressant site de la Société canadienne d'HTA dont une partie est accessible au public.

www.martinwinckler.com : site d'un médecin anti-langue de bois !

www.hegp.bhdc.jussieu.fr/esper/index.jsp : un site intéressant sur le risque cardiovasculaire, qui propose des résumés d'articles médicaux.

www.yellow-sub.net: pas grand-chose à voir, mais c'est le site qui fait baisser ma tension tous les matins...

www.hypertension.qc.ca: société québécoise d'hypertension artérielle.

www.phac-aspc.qc.ca/ccdpc-cpcmc/**cvd-mcv**: l'hypertension et les maladies du cœur, site de Santé Canada.

www.actimenu.ca: Acti-menu.

www.coeurensante.com: site de Santé Canada et de la Fondation canadienne des maladies du cœur sur les facteurs de risque de l'hypertension artérielle.

www.fmcoeur.ca: site de la Fondation canadienne des maladies du cœur riche d'informations sur l'hypertension artérielle.

www.reseau-canadien-sante.ca: site d'information fiable, canadien et bilingue, sur l'hypertension et sur beaucoup d'autres sujets santé.

3 ▶ INDEX

Les numéros de pages **en gras** renvoient à des schémas.

TABLE DES MATIÈRES

Achevé d'imprimer au Canada
sur papier Quebecor Enviro 100 % recyclé
sur les presses de Quebecor World Saint-Romuald

100%